LONGEVIDAD

© Adolfo Pérez Agustí (2019)

Madrid (España)

LONGEVIDAD

La calidad y duración de su vida, está en sus manos

edicionesmasters@gmail.com

ISBN: 9788496319769

Cualquier persona o entidad que quiera ponerse en contacto con el autor, puede hacerlo en el email que indicamos, en la seguridad que será atendido.

Los comentarios sobre la muerte nos acompañan casi desde que nacemos y nos explican con palabras, en ocasiones sutiles y con frecuencia crudas, que la muerte es una ley inexorable que alguien puso ahí para que nos fuéramos en algún momento indefinido, para que dejáramos nuestro sitio a los nuevos. También nos explican, poniendo como ejemplo a los ancianos, que hay un declive que no podremos evitar, que nuestra mente se hará tan torpe como nuestro cuerpo y que las enfermedades limitantes serán inevitables.

Insisten en que la juventud es el momento cumbre, la etapa en la cual el cuerpo está pletórico, con frecuencia hermoso, pero que pasa rápidamente, entrando poco a poco en un decaimiento que no podremos evitar hasta llegar a ser un anciano. Nos recuerdan que en ese momento ya no hay vuelta atrás y si hemos hecho una inversión social o familiar, quizá tendremos alguien que nos cuide.

Pero hay un nuevo paradigma que quiero explicarles, justo ahora en que el promedio de vida se alarga, en que los ancianos son cada vez mayores pero menos ancianos y cuando el relevo generacional ya no es posible. Nacen menos niños, pero las personas viven más y mejor, y el número de habitantes en el mundo vuelve a estabilizarse logrando así, gracias a los mayores, el bienestar económico. Por eso, los economistas deberían pensar más en los ancianos, en los mayores, en aquellos a quienes yo denomino como Veteranos de la Vida.

Médicamente está comprobado: las personas con determinación y con un propósito de vida futura, viven más tiempo y mejor. Así que si es un Veterano de la Vida utilice el pasado como un aprendizaje, el presente para comprender la fugacidad del ahora, y el futuro como el libro de su vida que aún no está terminado; le quedan muchos capítulos por escribir, quizá los mejores.

Sobre todo, a medida que se sienta agradecido por estar, por tener y sentir, será más feliz y saludable. Nunca se disculpe por tener muchos años, y si alguna vez le han hecho creer que "las personas de su edad deben comportarse o sentirse de una manera o de otra", cambie de perspectiva y de compañía. Usted es único.

Cuando medite sobre la "vejez" evite pensar que tendrá un declive cognitivo y que será malhumorado o débil; piense que será un experto, que tendrá mucha salud y que será todo un sabio que comprenderá la razón de vivir. Esto no es en absoluto un autoengaño; es la descripción de su destino. Le estoy diciendo que es usted quién decide y no permita que sean los jóvenes quienes decidan por usted. Si sus hijos o nietos no le entienden y le critican por querer vivir, ponga una foto de ellos en el salón principal y mírela tantas veces como quiera, y hasta les puede hablar con el pensamiento. Así, en la distancia, no habrá sobornos, ni amenazas, ni críticas.

Sin importar dónde viva o su edad, es muy probable que quiera vivir durante más tiempo, pero desea hacerlo con plenitud y yo le estoy hablando de 120 años. Quizá crea que acudiendo al médico lo conseguirá y, especialmente, tomando las medicinas que le receta. Pero sepa que los mejores médicos y científicos nunca han sido grandes longevos, algo crucial les faltaba. Seguramente le habrán insistido en que haciendo un poco de deporte, comiendo de todo y controlando su tensión y el colesterol ya tendrá calidad y larga vida, pero ¿cómo es posible que todos los científicos le hablen solamente del cuerpo biológico? ¿Y la mente, los sentimientos, las emociones, la espiritualidad y la conexión con el Todo? ¿Y el *leitmotiv* de su vida? ¿Algo de esto se puede comprar en una farmacia?

Mientras que muchos ancianos simplemente se dejan llevar por su fatalismo de senectud, se necesita valor y, posiblemente, un poco de sabiduría, para ser excelentes y perseverantes; para vivir una vida con propósito y no sólo dejarse llevar por el momento. Usted no debe andar por el sendero de todos, ni hay tal cosa como el azar, ni el destino. Cada cual escribe su propia biografía.

Probablemente todos conocemos a una persona mayor que no ha querido seguir el lado amable de la vida, alguien que prefiere recordar el pasado con remordimiento, con odio y rencor hacia sus semejantes, incluso contra aquellos que ya están muertos, malgastando su presente y teniendo miedo al futuro. No se fije en ellos, ni en quienes hace tiempo abandonaron la lucha por la felicidad, alegando que es ley de vida. La única ley de vida es el nacimiento y la muerte, y en medio nosotros, con nuestra capacidad para tomar buenas decisiones.

Bajo una perspectiva emocional, las personas longevas comparten el deseo de convivir con su familia y amigos, con frecuencia también en el entorno laboral y de utilidad. La soledad va en contra de cualquier especie, especialmente la humana, así que evite el aislamiento social. No olvide que otorgar felicidad, ayuda y compañía, son factores más importantes que recibirlos.

CAPÍTULO 1

ESTADÍSTICAS DE LONGEVIDAD

Según el Imperial College of London, se espera que la expectativa de vida promedio aumente en muchos países para 2030, y que supere los 90 años en Corea del Sur, según una nueva investigación.

El estudio, en colaboración con la Organización Mundial de la Salud, analizó datos a largo plazo sobre las tendencias de mortalidad y longevidad para predecir cómo cambiará la esperanza de vida en 35 países industrializados para 2030.

Las naciones en el estudio incluyeron países de ingresos altos, como EE. UU., Canadá, Reino Unido, Alemania, Australia y economías emergentes como Polonia, México y la República Checa. El estudio, publicado en The Lancet y financiado por el Consejo de Investigación Médica del Reino Unido, reveló que todas las naciones en el estudio pueden esperar ver un aumento en la esperanza de vida para 2030. Los resultados también encontraron que los surcoreanos pueden tener la mayor esperanza de vida en el mundo en 2030.

El equipo calculó la esperanza de vida al nacer y predijo que un bebé hembra nacido en Corea del Sur en 2030 esperará vivir 90,8 años, mientras que para los hombres de Corea del Sur será de 84,1 años.

Esta diferencia entre mujeres y hombres no tiene en cuenta el trabajo de riesgo de cada uno, lo cual determina la longevidad más que la propia supervivencia. Los varones, y en Corea del Sur es más notorio que en los países de Europa, los hombres siguen asumiendo las profesiones de mayor riesgo, como ejército, policía, mineros y marinos, lo que hace que mueran estadísticamente antes. Este hecho empieza a no ser notorio en Europa, pues con la incorporación de la mujer en trabajos de riesgo habitualmente de hombres, además del hábito de fumar (mayor en las adolescentes) y beber, así como las situaciones estresantes que se dan con la independencia de la familia, hacen que el promedio de vida entre hombres y mujeres sea cada vez más igualitario.

La investigación insiste en que la brecha en la esperanza de vida entre mujeres y hombres se está cerrando.

El profesor Ezzati explicó: "Los hombres tradicionalmente tenían estilos de vida poco saludables y, por lo tanto, esperanzas de vida más cortas. Fumaban y bebían más, y tenían más accidentes de tránsito y homicidios. Sin embargo, a medida que los estilos de vida se vuelven más similares entre hombres y mujeres, también lo hace su longevidad".

La conclusión del estudio es que, fijándonos en el año 2030, se podrían vivir unos 27 años adicionales con respecto a los de ahora.

Hasta hace muy poco, los científicos pensaban que una expectativa de vida promedio de más de 90 años era imposible, explicó el profesor Majid Ezzati, investigador principal de la Escuela de Salud Pública de Imperial: "Escuchamos repetidamente que las mejoras en la longevidad humana están a punto de terminar. Muchas personas solían hacerlo e insistían en que los 90 años eran el límite superior para la esperanza de vida, pero esta investigación sugiere que vamos a romper ahora la barrera de los 90 años. No creo que estemos cerca del límite superior de la esperanza de vida, si es que hay uno" -insistió.

Se predijo también que las mujeres francesas y los hombres suizos tendrían la mayor esperanza de vida al nacer en Europa en 2030, con una esperanza media de vida de 88,6 años para las mujeres francesas y casi 84 años para los hombres suizos.

Los resultados también revelaron que es probable que los EE.UU. tengan la menor esperanza de vida al nacer en 2030 entre los países de ingresos altos, aunque probablemente el número de centenarios aumente. Esto se debe a un mal uso de los datos estadísticos, pues no es lo mismo promedio de vida de una población, que número de personas que sobrepasan los 100 años, siendo los EE.UU. uno de los lugares más privilegiados. La alta calidad de vida hace que, una vez superado el umbral de los 90 años, sea más fácil ser centenario en un país rico que en uno pobre, aunque éste tenga tierras paradisíacas.

Otro dato a la hora de valorar un promedio de vida, son la tasa de asesinatos y las guerras en las cuales estuvo involucrado ese país. Las muertes violentas bajan sensiblemente el promedio de vida, pero no tanto la de los centenarios.

Junto con los EE. UU., otros países que podrían ver solo pequeños aumentos en la esperanza de vida para 2030 incluían a Japón, Suecia y Grecia, mientras que Macedonia y

Serbia tendrían la menor expectativa de vida al nacer entre mujeres y hombres, respectivamente, en 2030.

Como nota aclaratoria, la esperanza de vida se calcula al evaluar la edad a la que mueren las personas en toda la población, con respecto a las que nacen. Por ejemplo, si un país tiene una alta tasa de mortalidad infantil, esto hará que la esperanza de vida nacional promedio sea mucho más baja, como lo haría un país en el que muchos jóvenes mueren por lesiones y violencia.

El profesor Colin Mathers, colaborador de la Organización Mundial de la Salud explicó: "El aumento en la esperanza de vida promedio en los países de ingresos altos se debe a que los mayores de 65 años viven más tiempo que nunca. En los países de ingresos medios, el número de muertes prematuras, es decir, las personas que mueren en sus cuarenta y cincuenta años, también disminuirán en 2030".

Un equipo desarrolló un nuevo método para predecir la longevidad, similar a los métodos utilizados para la predicción del tiempo, que tiene en cuenta numerosos modelos diferentes para pronosticar la mortalidad y la esperanza de vida. Todas las predicciones en el estudio vienen con cierto rango de incertidumbre. Por ejemplo, existe una probabilidad del 90 por ciento de que la esperanza de vida de las mujeres surcoreanas en 2030 sea superior a 86.7 años, y una probabilidad del 57 por ciento de que sea superior a 90 años.

Los investigadores eligieron en el estudio 35 países industrializados, ya que todos tenían datos confiables sobre muertes desde al menos 1985. El equipo luego usó estos datos, junto con su nueva metodología para predecir la esperanza de vida hasta 2030.

El profesor Ezzati agregó que estos resultados sugieren que debemos pensar cuidadosamente sobre las necesidades de una población que envejece: "El hecho de que sigamos viviendo por más tiempo significa que debemos pensar en fortalecer los sistemas de salud y asistencia social para apoyar a una población que envejece, pues las necesidades de salud son múltiples. Esto es lo contrario de lo que se hace en la actualidad. También debemos pensar si los actuales sistemas de pensiones nos apoyarán, o si debemos considerar trabajar durante más años".

Otros hallazgos de la investigación incluyen:

Los cinco países con mayor promedio de vida al nacer para los hombres en 2030 fueron: Corea del Sur (84.1), Australia (84.0), Suiza (84.0), Canadá (83.9), Países Bajos (83.7)

Los cinco países con mayor promedio de vida al nacer para las mujeres en 2030 fueron: Corea del Sur (90.8), Francia (88.6), Japón (88.4), España (88.1), Suiza (87.7)

Los cinco países con mayor esperanza de vida para los hombres de 65 años en 2030 fueron: Canadá (22.6 años de vida adicionales), Nueva Zelanda (22.5), Australia (22.2), Corea del Sur (22.0), Irlanda (21.7)

Los cinco países con mayor esperanza de vida para las mujeres de 65 años en 2030 fueron: Corea del Sur (27.5 años de vida adicionales), Francia (26.1), Japón (25.9), España (24.8), Suiza (24.6)

El siguiente estudio fue realizado en la universidad de Gothenburg tomando como protagonistas a diversos centenarios:

Durante los últimos 50 años, investigadores en la Academia del hospital de Sahlgrenska (Suecia), han seguido la salud de 855 hombres de Gothenburg nacidos en 1913. Se hicieron estudios comparativos con personas de 54, 60, 65, 75, 80 y 100 años, siendo un 27% de 80 años y el 13% (111) de 90. El 1.1% tenía 100 años.

Según el estudio, el 42% de muertes después de los 80 años fue debido a enfermedad cardiovascular, un 20% a las enfermedades infecciosas, 8% endocrinas, 8% al cáncer, 6% a neumonía y 16% a efectos iatrogénicos mayormente.

Un total de 23% del grupo mayor de 80 años fue diagnosticado con algún tipo de demencia.

No hubo conclusiones definitivas, aunque se recomendó dejar de fumar y no tomar más de cuatro tazas de café al día. También influyó en la salud disponer de un hogar cómodo, tener ancestros longevos y mantenerse activos, delgados y erguidos. La actitud de sentirse clínicamente saludables era importante y la satisfacción general de su vida presente.

Se estableció la necesidad de mantener los telómeros íntegros y el sistema inmune capaz (especialmente neutrófilos y linfocitos), cuestionándose el uso de antibióticos o inmunosupresores.

CAPÍTULO 2

MENTE Y ENVEJECIMIENTO

¿Existe un final? La muerte parece serlo, pero algunas creencias nos dicen que no, aunque no existe manera de convencer a quien no cree en ello.

El temor a envejecer acelera el envejecimiento y este diálogo interno de miedo es el resultado de la experiencia de otros ancianos que nos transmitieron su pesar por ser viejos. Apenas ninguno se vanagloria de los años cumplidos y de lo mucho que le queda por vivir, obviando que lo opuesto al temor es la seguridad, no como un mero sentimiento, sino como una experiencia de pertenencia, de unidad, de ser parte de todo el proceso biológico cósmico. Del mismo modo que un niño se siente inseguro cuando no tiene a sus padres cerca, los mayores tendremos esa sensación si dejamos de percibir que pertenecemos a la gran comunidad universal. Para el universo no eres ni mayor, ni viejo, ni joven; solamente una pequeña partícula en el cosmos que pertenece al Todo, como una gota de agua pertenece al mar, aunque no sea el mar.

Pronto, si dedicamos algo de tiempo a reflexionar, nos damos cuenta que el sentido de la vida es equivalente a la razón de nuestra existencia, el motivo por el cual algo en el universo decidió que teníamos que estar aquí. No está relacionado con la satisfacción social o el encuentro con la felicidad, esto sería exactamente lo mismo, sino con una integración en algo que solamente podemos presentir cuando nuestro camino en la vida ha sido muy extenso.

El concepto básico, es que el Universo no tiene piezas sobrantes y por lo tanto no estaría completo, si no fuera por nosotros. Podría parecer que nosotros, insignificantes seres en un universo plagado de millones de otros seres, no tuviéramos ninguna misión trascendente para el orden general, pero hasta la más pequeña partícula de aire flotante es necesaria para el crecimiento de una semilla. Cada uno tiene una misión en la vida y una vez que conoces tu misión, vivir para ello es tu obligación. No hemos sido puestos aquí gratuitamente. Es muy importante saber desde temprana edad porqué estamos aquí, aunque a muchas personas les cuesta casi toda una vida averiguarlo. Otras, por desgracia, nunca se dan cuenta y por eso un rictus de amargura define sus labios con el devenir de los años. Sin embargo, una vez que sabemos esto, el resto de la vida cobra sentido, porque el Universo es como un rompecabezas del cual todos formamos parte y que estaría incompleto, si tú no estuvieras.

Si considerásemos al cuerpo como un río de energía inteligente que se renueva constantemente, no nos preocuparía la edad, del mismo modo que no consideramos al río como algo envejecido a pesar de que lleve cientos de años pasando por el mismo sitio. Pero esta renovación no podemos entenderla cuando nos damos cuenta que nuestros vasos sanguíneos envejecen continuamente, cuando nuestras articulaciones están sumidas en el mismo problema, al igual que el hígado, supuestamente que cambia sus células al completo cada seis semanas, pero la cirrosis del enfermo sigue ahí. La razón de eso, es que en la mayoría de los casos fabricamos el mismo patrón energético anterior y creamos esa misma experiencia física, el mismo flujo de inteligencia que nos dará esa misma experiencia.

Es importante que disfrutemos de lo que hacemos. Como dijo Mark Twain: "tu vacación y tu vocación deben ser la misma cosa", consejo que parece no calar en quien decide a los 18 años ser funcionario solamente como un medio para sobrevivir, alejando de su mente la posibilidad de trabajar, precisamente, en aquello que le haría feliz. También se observa que la gente con diálogos internos muy egocéntricos, siempre hablando de sus necesidades, siempre en busca de quien les comprenda, ame, premie, aplauda, otorgue, no viven tanto como aquella gente cuyo diálogo interior es ¿cómo puedo ayudar? ¿Cómo puedo ser útil? Es una biología totalmente diferente.

En las residencias de ancianos -la mayoría parecidos a guetos en donde solamente ven la decrepitud y la muerte pasar-, hay que introducir actividades mentales, espirituales y filosóficas, aunque de momento solamente se les pide que hagan crucigramas, jueguen a las cartas o realicen manualidades. Quizá pronto puedan decidir sobre el menú para la semana siguiente, o la película que quieren que les proyecten. Si lo complementamos con la meditación trascendental, la respiración energética y la actividad dinámica -no dirigida por jóvenes-, que les permitan conservar las cualidades físicas y mentales, nadie volvería a considerar un asilo de ancianos como un lugar de muerte temprana y soledad. Estas actividades contribuyen a una mejor salud y longevidad, pero debe quedar claro que no estamos a favor de las residencias de ancianos. Suelen ser centros donde hijos aparentemente bien nacidos se desembarazan de sus padres.

Complicada mente

Así que el primer factor para una gran y buena longevidad, probablemente el más importante, es el compromiso cognoscitivo prematuro en el esquema mental individual y colectivo. Puede parecer confuso, pero lo aclararemos.

Quizá usted cree que le estamos diciendo que el envejecimiento es un problema puramente mental, nada extraño si nos dicen los neurólogos que tenemos unos 60.000 pensamientos por día (¿cómo los midieron?), la mayoría repetitivos y coincidentes con los de ayer. Lo cierto es que se siguen fabricando literalmente por hábito o por comodidad y si repasamos las cosas que hemos realizado hace un año, seguramente la mayoría las hemos repetido. No hay muchas novedades. Así que tampoco podemos esperar que nuestras células deseen cambiar.

El cuerpo humano no puede ser tan sencillo y si cambiamos para envejecer, seguramente podemos cambiar para mejorar. Por ejemplo, si observamos un cáncer de pulmón en una radiografía y lo comparamos con el mismo cáncer de pulmón de hace seis meses, ¿estamos observando el mismo cáncer, físicamente hablando? No, porque los átomos de carbono, nitrógeno, hidrógeno, etc. que conforman ese cáncer son nuevos con respecto a seis meses atrás. Así que, estamos atacando siempre un nuevo cáncer, más adaptado para sobrevivir, y quizá lo mejor sería intentar reestructurar el patrón energético, los patrones de inteligencia, las memorias celulares, que permiten y facilitan la evolución del cáncer, de esas células tumorales que no siguen el patrón de las sanas. Eso es lo que, en alguna ocasión, produce una verdadera curación, lo que hoy llamamos una remisión espontánea. No hay nada intrigante al respecto pues todos los días hacemos lo mismo de manera inconsciente, sino estaríamos muertos a los pocos años de nacer.

¿La solución para el cáncer está en el pensamiento positivo? ¿Está entonces en el pensamiento la clave de la longevidad? Bueno, no crea que colgando carteles en las paredes de sus casas diciendo "estoy curado" o "soy muy feliz", ya está todo solucionado. El cuerpo humano renueva unos 500 billones de células por día y no puede controlar todas de ellas, mucho menos ese 1% de mutaciones que se independizan y se hacen cancerígenas para sobrevivir. No se asuste, pues todos tenemos células cancerígenas en el cuerpo por un tiempo, pero no enfermamos de cáncer, porque el cuerpo sabe cómo deshacerse de ellas mediante brillantes impulsos de inteligencia que se transforman en interleucinas y citocinas que actúan como mensajeros químicos y que son sintetizadas por los leucocitos. Su principal función es regular las células del sistema inmune y que nos servirán para combatir enfermedades raras, lo mismo que el interferón impide la proliferación de los virus y el factor de necrosis tumoral que evita la inflamación y la apoptosis celular.

Nuestro cuerpo tiene receptores para estas sustancias, y cuando se trata de productos orgánicos externos los reconoce como propios y sabe utilizarlos. La mayoría de ellos no van a suplir a los propios, sino a estimular la producción en cada órgano. Si la receta es sabia, llegarán rápidamente al órgano que las necesita y así comenzará el proceso de autocuración, un proceso que no requiere ningún esfuerzo adicional. Si lo pudiéramos hacer un poco más conscientemente, entonces lo amplificaríamos; y luego tendríamos la llamada curación milagrosa. Pero no hay nada de milagroso. Es pura consecuencia. Así que aunar la mente con los productos naturales dará un resultado óptimo.

Recordamos que nuestro cuerpo está compuesto de átomos, fluctuaciones de energía vibratoria (quantum), apareciendo, desapareciendo, chocando, similarmente al espacio intergaláctico. Realmente, no es un vacío de nada, sino que es una plenitud de inteligencia no material que interactúa consigo misma y crea la apariencia física de la materia. El modo en que percibimos algo, es lo que hace que se convierta en realidad para nosotros y por eso debemos dejar de percibir y hablar de nuestro cuerpo como una escultura congelada, como materia. Porque en un nivel de percepción, es efectivamente materia, pero también es un campo de infinita transformación. Es información. Así que mediante una adecuada visión interna podremos cambiar nuestro metabolismo, pues el conocimiento es el mejor purificador.

Teniendo en cuenta que en el universo no existe desgaste, solamente existen ciclos rítmicos de descanso y actividad y una transformación interminable, ¿por qué no pensar simplemente en transformarnos de nuevo en lugar de hablar de envejecimiento? ¿El planeta Tierra está mejor o peor por el simple hecho de llevar milenios rotando sobre su eje o de girar alrededor del sol? Siendo mi cuerpo parte del Universo, no hay desgaste, sino solo ciclos rítmicos de descanso y actividad. Estos, son partes de un reloj biológico interno. Sin embargo, influimos sobre ese reloj, según cómo experimentemos el tiempo, el cual también es experiencia de interacción con uno mismo.

¿Y si los niños y los jóvenes mantienen año tras año una buen estado físico y mental en plena evolución, simplemente porque no creen que están envejeciendo? Si nadie les dice reiteradamente que llegarán a ser viejos, su mente no pensará en negativo. Curioso razonamiento.

Precisamente, estos fenómenos hacen que la vida física sea proyectada desde la conciencia, que exista un enorme potencial creativo en el dominio cuántico y que el cuerpo tenga una inmensa capacidad de transformación, lo que permite revertir el envejecimiento humano. ¿Es esto verdaderamente posible o sólo se trata de ciencia-ficción?

Sabemos que el promedio de vida está aumentando, lo mismo que el número de centenarios, siendo posible dentro de poco alcanzar los 120 años de vida, y con buena salud. En sociedades muy longevas, como en Georgia, Rusia, la vejez es concebida a partir de personas que van haciéndose más sabias y más responsables. Allí, la conciencia colectiva tiene una noción distinta del envejecimiento, lo que es muy importante, ya que, para quebrar la prisión del envejecimiento, es necesario abandonar la visión social que concibe el avance de la edad básicamente como un paulatino deterioro físico y psicológico. Por eso, debemos admitir que solamente llegan a centenarios aquellos que desean llegar. Quienes asocian vejez con enfermedad, demencia y dolor, nunca llegarán a ser viejos saludables. Se programan desde jóvenes para la decrepitud. Así que la Ley de la Atracción les dice: ¿Crees que te espera lo peor cuando tengas muchos años? Pues de acuerdo. Vamos a ello.

Todo lo contrario a lo que ocurriría si estamos seguros que aún nos queda mucho y bueno por vivir.

Ciertamente, no es posible retroceder la edad cronológica, aquella que figura en nuestro documento de identidad, al menos sin una máquina del tiempo, pero sí es posible revertir el proceso acelerado del envejecimiento. Esto significa actuar sobre la edad psicológica (cómo nos sentimos y cómo ejercemos la edad cronológica) y sobre los 15 marcadores biológicos de ésta: presión sanguínea, metabolismo, densidad ósea, regulación de la temperatura, contenido de grasa, capacidad aeróbica, nivel de colesterol, masa muscular, fuerza muscular, niveles de hormonas sexuales, tolerancia al azúcar, sistema auditivo, visión, inmunidad y estado de la piel. El aspecto cognitivo se valora aparte y ahí está el problema. Admitimos que somos cuerpo, mente y espíritu, pero cuando hablamos de envejecimiento solamente miramos el cuerpo, nadie se preocupa en rejuvenecer la mente.

Investigaciones científicas que se han venido realizando desde hace ya más de 30 años, a partir de la década de los 70, han descubierto que cada uno de los marcadores biológicos puede revertirse hasta 15 años. Al igual que en el universo, todo es reciclable en el ser humano: las moléculas y células del cuerpo, las emociones y los pensamientos. El cambio de uno de los marcadores biológicos de la edad produce el cambio de todo el resto de ellos, pero cuando todos éstos cambian a la vez... ¡el cambio ya es exponencial! Y eso que aún no nos hemos puesto a cambiar la mente.

Existen diversas técnicas para modificar los marcadores biológicos. Para esto, hay que actuar a nivel del cuerpo físico (energía o materia, o prana o ki en otras tradiciones); del cuerpo sutil (mente, intelecto, ego, ideas, emociones, conceptos, personalidad, autoimagen, etc.) y del cuerpo causal (referente al alma y el espíritu como generadores de causas que hacen que creen los otros cuerpos). Así, desde el cuerpo físico hasta el causal, vamos del tiempo a la eternidad, en un viaje por las carreteras cósmicas del universo.

Uno de los mejores métodos para conservarse joven y vital es la práctica regular de la meditación no guiada, pues la única voz que debe resonar en su interior es la suya, permitiéndole mantenerse conectado con toda la experiencia grabada en su ADN. Si dice no disponer de tiempo, hágalo antes de dormirse hasta que el sueño le invada. La meditación permite conectarse también con la fuente primordial de energía del universo a la cual pertenecemos.

Tenga en cuenta que la mayoría de las enfermedades están relacionadas con comportamientos adictivos, que no son sólo el consumo de drogas y de alcohol, sino también la adicción a actitudes como necesidad de control, búsqueda de resultados, éxito, autoimposición y manipulación. No buscamos hacer felices a las personas, sino que nos hagan felices, e incluso cuando decimos que nos sacrificamos por los demás, en realidad estamos esperando su consideración, su amor. Un trueque emocional.

Estas son las fuentes de todos nuestros problemas. Y la raíz de la adicción está en la búsqueda equivocada de la felicidad. Si se trata de una sensación ¿por qué la buscamos mediante bienes materiales? Por lo tanto, la única cura para estos males es la espiritualidad, donde la persona realmente encuentra con responsabilidad la experiencia del éxtasis. Pero no se vaya al extremo y crea que tras la pobreza y el aislamiento social le llegará la felicidad.

Otra cosa importante: no crea que envejecer bien es no enfermar, pues es cierto que algunas cosas de su cuerpo quizá ya no funcionen como antes, pero debe entender que no hay enfermedades inherentes al envejecimiento. Hay cambios físicos que aparecen en el transcurso de los años, pero la mayoría están ocasionados por la exposición al sol a lo largo de los años, a la contaminación, el humo, las dietas inadecuadas, el alcohol, el estrés, la falta de actividad física, etc., y alguna enfermedad física que lleva años arrastrando.

Así que parece cierto que la mente juega un papel decisivo en el proceso de envejecimiento, aunque debemos añadir las modificaciones morfológicas, fisiológicas y psicológicas de carácter irreversible, que se presentan antes de que las manifestaciones externas den al individuo aspecto de anciano. Sin embargo, si empleamos de nuevo a la mente para juzgar la vejez, veremos que es más real considerarla no como un paso del tiempo —una valoración subjetiva-, sino como un proceso de cambio que afecta de modo diferente a cada especie. Se conjetura científicamente (término que no nos gusta emplear) que tal proceso se inicia desde el nacimiento o poco después de este, y según la concepción popular de la vejez, se asume su relación con la muerte, la enfermedad, la dependencia, la soledad, una menor capacidad adquisitiva y la pérdida de status, todo ello asociado a una situación de vida totalmente negativa y contrapuesta a ciertos valores considerados como positivos: juventud, trabajo, riqueza, etc. Desde esa perspectiva, envejecer va en contra de la felicidad del hombre.

Este concepto no ha sido siempre así, pues en la antigüedad ser anciano era una virtud, una bendición de la naturaleza, un bien que nos reservaba el destino. Hasta hace pocos años los ancianos tenían los mejores puestos en la sociedad, en las familias y hasta en la política, pues su larga experiencia en la vida les había dado algo que solamente los años proporcionan: sabiduría. Esta cualidad se confunde ahora con inteligencia y conocimientos, con titulación y prestigio social. Del mismo modo que tendemos a considerar más sabio al ingeniero agrónomo que al labrador (confundimos cultura con inteligencia), ahora creemos que ser joven es una virtud, y anciano una desgracia. Observen qué hacemos ahora con los ancianos, con los jubilados laboralmente, y nos daremos cuenta hasta qué grado de estupidez ha llegado la población moderna con respecto a los ancianos.

La alternativa a un cambio a esta valoración debe surgir de la misma sociedad, habida cuenta que las fórmulas que pueden ser válidas para los ancianos actuales pueden no serlo para los de otras épocas futuras, ya que las condiciones de vida diferirán enormemente en valores culturales, alimentación, ambiente, enfermedades y otros parámetros.

Cambie su percepción

Ya está claro que el envejecimiento lo debemos considerar como un proceso de transformación progresivo e irreversible, pero controlable, y debe considerarse tanto como un acontecimiento individual como un fenómeno colectivo. La población de personas mayores de 60-65 años en adelante, tomada como fenómeno colectivo, se traduce en un envejecimiento poblacional. Este es el acontecimiento demográfico más importante de la etapa final del siglo XX que ha comenzado hace unos 50 años y que constituye una preocupación para los gobiernos de los países desarrollados. Curiosa circunstancia, habida cuenta de que en los países no desarrollados los ancianos no constituyen mayor problema que lo son el resto de la población. Y es que en occidente el anciano supone una carga económica para las arcas del estado, al contrario que un joven que otorga dinero y en ocasiones se le devuelve. Es cuestión de productividad económica. ¿Produces? Te cuido.

Según cifras de la ONU, organismo a quien también le preocupa que aumente el promedio de vida, en 1950 había en el mundo alrededor de 200 millones de personas de 60 años en adelante, la cifra aumentó a 350 millones en 1975. Se previó para el año 2000 alrededor de 590 millones y en el 2025 ascenderá a 1.100 millones, lo que equivaldrá al 20 % de la población total que se calcula para el mundo en esa época.

No se molesten en encontrar en las charlas políticas ningún dato favorable para este aumento de la población longeva, y eso que suelen ser personas que exigen poco, tienen algún patrimonio (dinero o inmuebles) que luego legarán a sus descendientes, y también acuden a votar cuando se les pide.

Si el estado les otorga una pensión, es porque antes ellos la dieron, así que solamente hay un trueque, no un regalo.

El problema actual es que esperamos de los viejos cosas que no les pedimos a los jóvenes, como por ejemplo que no tengan apetencias sexuales. También asociamos la vejez con la menopausia, la jubilación y las enfermedades. Cualquiera que vaya a una consulta de la sanidad pública se dará cuenta que hay enfermos de todas las edades. Por supuesto, que uno no puede escapar de estas referencias negativas salvo que nos vayamos a una cueva en los Himalayas, pero se puede salir de esto en cierto grado. Hay un esquema mental colectivo, el paradigma de la edad, que influye en la expresión local o biológica del envejecimiento, incluso en los ancianos. Cuando alguien bienintencionado intenta hacer algo espectacular por los ancianos, nadie le apoya. "Ya han tenido su oportunidad" –alegan.

Pero la única razón por lo que la gente envejece y muere antes de lo biológicamente establecido, es porque ve a otra gente envejecer y morir. Mimetismo social. Nuevamente no nos queda más remedio que recordar lo negativo que supone para un anciano ingresar en un centro lleno de otros ancianos. Lo que vemos es lo que tendremos, -hoy se ha muerto Juan, mañana morirá Juana. Pasado, yo.

Parece ser que somos el producto metabólico final de nuestras experiencias sensoriales y de cómo interpretamos esas experiencias. Por eso es importante cambiar nuestros pensamientos y nuestra forma de percibir la realidad, ya que, si la mente global tiene que cambiar su percepción de la realidad, entonces cambiará la realidad.

La física cuántica lo explica con claridad cuando afirma que la realidad depende del observador, no de lo observado.

Viajar en el tiempo

Un experimento real se realizó en 1985 con 100 personas mayores de 70 años, a quienes llevaron fuera de su hábitat a un monasterio. ¿En qué consistía el experimento? La idea era que durante esos diez días iban a realizar actividades propias de personas 30 años más jóvenes. Era como un viaje en el tiempo, al pasado, donde cada momento del día les debía recordar su época anterior. Como había numerosa información de cómo se vestía, comía y divertía la gente de esa época, se reprodujo el ambiente con la mayor aproximación posible, pero se hablaba sólo en tiempo presente.

En otra parte del monasterio, otro grupo de 100 personas mayores de 70 años, también hablaban y vivían como hace 30 años, pero hablando en tiempo pasado. Los dos grupos pensaban y ponían su atención en los años 50, pero con la única diferencia que un grupo hablaba y revivía en el tiempo presente y el otro grupo estaba pensando y hablando de ellos en tiempo pasado. Pongamos un ejemplo de una conversación:

Primer grupo: *-¿Os acordáis de Marilyn Monroe? Fue una mujer preciosa y triunfadora que, sin embargo, su muerte demostró que realmente no era feliz.* (Este sería el grupo que vivía el presente, el grupo que asumía su vejez).
Segundo grupo: *-Han puesto una película de Marilyn Monroe que no me quiero perder. Se titula "Con faldas y a lo loco" y voy aprovechar para llevar a mis padres que hace tiempo que no les veo.* (Este es el grupo que hablaba como si estuvieran en el pasado, como si aún fueran jóvenes).

Después de tres días, sacaron algunas fotos y las mostraron a observadores independientes; les preguntaron quiénes eran más jóvenes y en la mayoría de los casos, decían que las fotos de los aparentemente más jóvenes correspondían a las personas del segundo grupo, aquellos que vivían en el presente sus años jóvenes. Después, se les midieron la audición, la visión, la presión sanguínea. Pusieron especial interés en una hormona llamada dehidroepiandrosterona (DHEA), una hormona adrenal que a medida que la gente envejece va disminuyendo, y en esta gente comenzó a subir. Terminaron midiendo 100 parámetros biológicos distintos de envejecimiento, incluyendo respuestas inmunológicas y nutritivas. Quienes habían proyectado su mente en sus años jóvenes, consiguieron revertir sus edades biológicas más de 20 años en menos de diez días.

Tenga en cuenta una cosa decisiva en la terapia de longevidad: su mente no distingue entre realidad y ficción y así, cuando le lleva en la imaginación al pasado juvenil y feliz, todo su organismo empieza a funcionar como en aquella época.

El estilo de vida cambiante puede mejorar la función cognoscitiva en el anciano

Un ensayo controlado aleatorizado publicado en Psicoterapia y Psychosomatics, indica que las modificaciones en el estilo de vida pueden mejorar la función cognoscitiva en el anciano.

El estudio mostró que comprometerse en actividades cognoscitivas, en combinación con conductas de salud positivas, puede ser muy beneficioso para conservar las habilidades mentales en los adultos más viejos. El programa añadió actividad física, nada de tabaco, actividad social, actividad cognoscitiva, plantas medicinales en lugar de medicamentos, y una dieta saludable.

CAPÍTULO 3

LA ALIMENTACIÓN

Ya estamos viendo que hay una larga lista de factores que sabemos influyen sobre la edad, por lo que será interesante comentar los estudios recientes que se han llevado a cabo sobre este tema.

El Dr. Alexander Leaf, profesor de medicina en Harvard, decidió viajar alrededor del mundo estudiando el envejecimiento de las poblaciones en comunidades donde el hecho de envejecer era aparentemente un fenómeno diferente. Y aunque en algunos de estos países es alta la mortalidad infantil, a causa de la mala higiene y las condiciones socio-económicas de pobreza, una vez que la gente pasa la infancia, vive mucho más tiempo. Es más, podríamos asegurar que los niños que sobreviven dan lugar a adultos independientes y más fuertes que aquello niños que permanecen bajo la custodia de los padres hasta edades altas, tal y como ocurre en los países del primer mundo.

Leef encontró en cierto número de lugares del mundo a muchos centenarios, especialmente en las montañas hindúes, en los Himalayas, en algunas partes de Afganistán, en el estado soviético de Georgia y en los Andes meridionales. Ninguno de esos lugares está caracterizado por el poderío económico.

En su libro de mayor venta, "En forma para la vida", puso de manifiesto algunos hechos muy interesantes acerca de los efectos de la dieta en la salud y la longevidad. Informó que había encontrado a un hombre llamado Wu Yunqing que vivía en China, que en 1980 tenía 142 años y seguía montando en bicicleta. Cuando fue entrevistado acerca de su dieta, respondió: "Como maíz, arroz, boniatos, y otras frutas y hortalizas". Otros hombres investigados por el Dr. Alexander Leaf fueron Leonardo Torriani que vivió en tiempos de Felipe II y tenía 137 años al morir; Chiurrón que falleció con 147 años; Thomas Parr que vivió 152 años y que fue retratado por el pintor Van Dyck, y Wu Yunqing de 142 años. Estos hombres, sin embargo, no aparecen entre la lista de personas más longevas, al no haberse podido contrastar los datos de su nacimiento.

Aunque inicialmente las personas de larga vida vivían en Rusia (Abkahazians); Ecuador (Vilcabamba), y Pakistán (Hunzukuts), ahora están ya diseminadas por todo el mundo. Ninguna de estas personas sufrió las enfermedades típicas de occidente, obesidad, cáncer, o cardiopatías, y sus conciudadanos alcanzaron con facilidad los 100 años. Tampoco estaban controlados por los servicios médicos de occidente, hecho muy significativo.

Los varones son físicamente activos y se convertían en padres incluso cuando tenían 100 años. Su dieta se componía en un 70-80% de alimentos crudos hidratados, así como variedad y cantidad de frutas y verduras. Ese porcentaje era eminentemente a base de carbohidratos y su estilo de vida incluye ejercicio libre desarrollado en un medio ambiente natural con aire limpio y fresco, así como agua sin tratar ni contaminar, sin cloro. La carne de cerdo o res, no estaba en la dieta.

Este último dato nos lleva a una antigua reflexión: ¿Reduciendo el consumo de carne se podría alargar drásticamente la vida? Puesto que todavía hay muchos médicos que aconsejan tomar al menos tres raciones de carne a la semana (nos hablan del hierro y la vitamina B12), resulta muy difícil luchar contra esa recomendación. Sin embargo, es lo contrario a lo que los expertos en medicina natural recomendamos. La razón por la cual las personas comen carne tan a menudo, quizá se deba a que los médicos carnívoros salen más veces en la televisión que los vegetarianos y naturistas.

El mismo concepto de alimento saludable, natural, está ciertamente viciado, especialmente desde que vemos en la televisión anuncios de chorizo "natural" y a médicos que publicitan lo saludables que son el jamón serrano y el vino. Así que deberíamos aclarar qué entendemos por un alimento saludable y natural.

Para que un alimento se considere "natural" debe proceder de la tierra, de los campos de cultivo, aunque también deberíamos incluir a los productos del mar, a fin de cuentas, allí se gestó la vida.

Y para que también lo consideremos como saludable es necesario que su fuerza vital no deba haber sido destruida ni por el calor, los productos químicos, la radiación, el tiempo, la congelación o el refinamiento. Por ejemplo, las enzimas catalizan cerca de 4.000 reacciones bioquímicas diferentes, pero son termolábiles (sensibles al calor) y quedan destruidas cuando el alimento se calienta a una temperatura superior a 41,5 grados. Por ello, el calor para cocinar es siempre un factor negativo, lo que incluye a los productos de panadería y los lácteos pasteurizados. A diferencia de los animales altamente evolucionados que consumen habitualmente alimentos vivos, muchas personas prefieren aquellos que han sido calentados o fritos. La realidad es que comen cadáveres en los comienzos del proceso de putrefacción. ¿Podemos entonces seguir considerando a la carne un alimento natural y saludable? No se alarme si también incluimos en esta pregunta al jamón serrano.

El Dr. George Malkmus, un hombre que se curó de cáncer de colon comiendo jugos frescos, frutas y hortalizas, ricos en enzimas, ha enseñado sus métodos a otros miles de personas. Solía relatar una historia sobre una trágica experiencia durante la década de 1920, llevada a cabo por los propietarios de un zoológico en un intento de ahorrar dinero en las facturas de alimentos. Algunos de los animales fueron alimentados con carne cocida y murieron al cabo de 30 días, aunque se justificaron diciendo que la carne estaba contaminada. No habían escuchado la voz de la naturaleza que les dice que los carnívoros deben comer carne cruda y fresca. Nuevos experimentos han demostrado que un ternero alimentado sólo de leche pasteurizada, morirá probablemente a los 30 o 60 días. Otro ejemplo es la enfermedad de las vacas locas, ocasionada por obligar a las reses a comer piensos conteniendo carne de su misma especie, algo terrible tratándose de un animal herbívoro.

Restricción calórica (CR)

Se trata de uno de los descubrimientos más importantes en la investigación del envejecimiento. A una menor cantidad de alimentos, la energía disponible para el metabolismo se destinará a partes orgánicas más vitales, en especial cerebro y corazón.

Aunque los mecanismos detrás de CR siguen siendo un tema de debate, una hipótesis presentada por George Sacher es que tal vez la CR funciona retrasando las tasas metabólicas, de acuerdo con la hipótesis de consumo de energía (Masoro

2005). La temperatura del cuerpo es crucial para determinar la tasa metabólica, ya que la velocidad de las reacciones químicas aumenta con la temperatura. Una característica común de los animales, tales como ratones, ratas, y monos, en caso de CR es una temperatura del cuerpo inferior, lo cual es consistente con la hipótesis de consumo de energía. Por otro lado, algunos estudios en roedores sugieren que la CR puede extender la vida útil sin reducir la tasa metabólica. Por ejemplo, alguna evidencia indica que los ratones bajo CR queman la misma cantidad de energía como los del grupo control, lo que sugiere que tienen tasas metabólicas similares. Una hipótesis alternativa es que el CR desplaza vías metabólicas.

Un investigador del MIT (Massachusetts Institute of Technology) informó en la revista Nature que la restricción calórica prolonga la vida porque incrementa la respiración, no porque se reduzca la cantidad de radicales libres de oxígeno, como se creía hasta ahora. Los trabajos de Leonard Guarente se han hecho con células de levadura y contradicen la teoría actual de que un menor consumo de calorías actúa haciendo más lento el metabolismo y, por tanto, generando menos radicales libres. Guarente descubrió en 2000 que la restricción calórica activa un gen regulador de información silenciado, llamado SIR2, que tiene la aparente habilidad de hacer más lento el envejecimiento. Este gen produce una proteína que Guarente ha demostrado está unida de manera integral a la extensión de la esperanza de vida de la levadura y del gusano redondo. Los humanos tenemos un gen similar.

Así que, en vez de conseguir un metabolismo más lento que lleve a un ritmo de respiración también más lento, la restricción del aporte calórico en las células de levadura supone una respiración más rápida. Guarente opina que el incremento de enzimas antioxidantes que aparece durante la restricción calórica en animales podría ser el resultado de un aumento en la respiración, y no la causa de la longevidad observada. Así, en la levadura, un ritmo de respiración alto activa la coenzima llamada NAD, que a su vez activa el SIR2. Cuando esta última aumenta su influencia, la longevidad se prolonga.

Con este descubrimiento, la píldora milagrosa parece más cerca: una pastilla o fármaco que no sólo nos permita perder peso sino, al mismo tiempo, prolongar nuestra vida. Bien, más guapos y más longevos. Demasiado sencillo. De nuevo la píldora de la eterna juventud. El problema es que la Humanidad tiene gravado el estigma de la desnutrición ocasionada por guerras y hambrunas que dio lugar a millones de muertos. Por eso, ahora no quiere privarse de comer hasta hartarse.

Lo que parece cierto es que la restricción calórica extiende la vida de un amplio espectro de organismos. De hecho, es el único régimen que se sabe alarga la vida de mamíferos como ratones y ratas. La teoría convencional dice que conservar energía y vivir dentro de los medios proporcionados por un aporte alimenticio limitado, hace que el metabolismo corporal se reduzca. Fíjense que hemos incluido un dato que posiblemente no han tenido en cuenta: conservar la energía. Bien, luego veremos lo importante de ello, especialmente en una época en la cual el ejercicio físico parece ser una alternativa saludable para llegar a ser longevo, aunque mucho nos tememos que ahora se hace solamente por cuestiones estéticas y de manera exagerada.

Una reducción de un 30 por ciento en las calorías consumidas es difícil de mantener en la mayoría de personas, pero esta es la cifra que hay que perseguir, no más de 1.800 calorías/día.

Cuando una célula de levadura metaboliza la comida, el proceso puede llevar a la respiración o a la fermentación. Ambos aportan energía a la célula. Cuando la comida es abundante, las células de levadura prefieren utilizar la fermentación. Cuando es escasa, optan por la respiración. Esta inclinación hacia la respiración incrementa la actividad del gen SIR2 y con ello crece la esperanza de vida. En los mamíferos, el carbono sobrante se emplea para hacer ácidos grasos y almacenar carbohidratos. Si hubiera alguna forma de cambiar el metabolismo humano, de forma que se utilice más comida para la respiración y menos para el almacenamiento de grasas, viviríamos más tiempo y estaríamos más delgados. Quizá deberíamos tener en cuenta a ese alimento concentrado que denominamos como levadura de cerveza, y que ahora ha sido arrinconado a favor de otros nutrientes más de moda.

Los datos experimentales coinciden en que la reducción de calorías en la dieta entre un 30-40 % de las requeridas por el individuo, es un factor que influye decisivamente en el tiempo de vida máximo que alcanzará. Probablemente este sea el asunto más estudiado y donde las observaciones realizadas en las comunidades longevas, coinciden mucho más con los resultados de la experiencia animal. No quiere decir esto que sea el factor más importante ni el único, pero indica que es el mejor conocido por todos, no sólo dentro de la alimentación sino también en los restantes. Por esta razón abundan en el mundo contemporáneo las dietas de restricción calórica e incluso el día de ayuno y a veces dos, que vienen realizando algunos sujetos en la actualidad. De todas formas, si para reducir sus calorías diarias introduce más filetes de vaca a la plancha, estaría cometiendo un grave error. Deje a los animales mamíferos que vivan en paz y que sean alimento de los carnívoros depredadores. Nosotros no somos carnívoros (aunque podamos comer carne), y ni siquiera deberíamos ser depredadores.

En nuestra especie, independientemente de las individualidades (aunque existe una gran controversia en torno a ello), las condiciones de nuestro aparato digestivo recuerdan más al de los herbívoros que al de los carnívoros. Por lo tanto, podemos considerarnos que somos aproximadamente el 80 % vegetarianos con un 20 % de no vegetarianos; pero no somos carnívoros, aunque para sobrevivir hemos tenido que comer mamíferos y los subproductos de ellos.

La alimentación por otro lado, debe contener los nutrientes necesarios: carbohidratos, grasas, proteínas, vitaminas, minerales, enzimas, ácidos grasos, antioxidantes y oligoelementos. Las proporciones que se requieren deben ser equilibradas según la edad y existen tablas de nutrientes esenciales en la dieta y del contenido de nutrientes que poseen los alimentos que ingerimos. No se fíe mucho de ellas pues la mayoría de los datos corresponden a alimentos examinados años atrás, y en ocasiones están manipulados para inducir al consumidor a que coma lo que existe en su país.

Hay dos elementos claves en la alimentación: suficiente cantidad de aminoácidos (el origen de la vida) y enzimas. A partir de los 60 años de edad, las necesidades más imperiosas se centran en los aminoácidos, oligoelementos, fosfolípidos y enzimas. Las grasas no deben superar una proporción del 20% de la dieta total y de características poliinsaturadas. Las proteínas, preferentemente las que se encuentran en los cereales integrales y que, a pesar de tener una calidad biológica inferior a la carne, son mejor aprovechadas por su buena disponibilidad neta. Una suplementación en aminoácidos esenciales podría ser recomendable, ya que a partir de ellos el organismo fabricaría las proteínas y tejidos necesarios.

La clave de la dieta: los aminoácidos

La cantidad de aminoácidos disponibles es de alrededor de 120 a 130 gramos en un hombre adulto. Si consumimos proteínas en la dieta, en el tracto gastro-intestinal se desdoblan los aminoácidos de forma individual y luego se unen de nuevo para formar nuevas proteínas, en un proceso que se llama biosíntesis de proteínas. Esta cantidad total de aminoácidos se transforma, o "intercambia", tres a cuatro veces al día, aunque la actividad nocturna es mayor. Esto significa que el cuerpo tiene que ser suministrado con más aminoácidos, en parte por la biosíntesis de proteínas, en parte por la dieta o mediante el consumo de suplementos dietéticos adecuados.

El objetivo es que la reserva de aminoácidos esté siempre completa y mantenida en una combinación correcta. Si uno o más aminoácidos no están disponibles en cantidades suficientes, la producción de una o varias proteínas se debilita y el metabolismo sólo puede funcionar de una manera limitada. Y eso ocurre preferentemente de noche.

A pesar de que los científicos han descubierto más de 50 aminoácidos, es posible que en el ser humano sólo 20 se utilicen para fabricar proteínas. De los veinte, nueve se definen como esenciales, refiriéndose a que los otros once se pueden sintetizar por un organismo adulto. No obstante, todos son igualmente esenciales, por lo que el término "esencial" debe ser revisado.

Se utilizan miles de combinaciones –largas cadenas- de los veinte para hacer todas las proteínas en un cuerpo humano y cuando alguno falta, esa proteína no se forma en ese momento dado.

Aminoácidos esenciales (hay que suministrarlos mediante la dieta): histidina, isoleucina, leucina, lisina, metionina, fenilalanina, treonina, triptófano y valina.

Aminoácidos no esenciales (pueden ser fabricados a partir de los esenciales): alanina, asparagina, ácido aspártico, ácido glutámico.

Aminoácidos condicionales (pueden ser tanto esenciales, como no esenciales): arginina (esencial en los niños, no en adultos), cisteína, glutamina, glicina, prolina, serina y tirosina.

Las proteínas no sólo catalizan todas (o la mayoría) de las reacciones en las células vivas que controlan prácticamente todo el proceso celular, sino que, además, contienen dentro de sus secuencias de aminoácidos la información necesaria para determinar la forma en que la proteína se pliega en una estructura tridimensional, y la estabilidad de la estructura resultante.

Le recordamos que las estructuras amiloides que dieron origen a la vida se formaron espontáneamente a partir de aminoácidos simples que probablemente ya existían cuando la Tierra aún carecía de vida, seguramente procedentes de meteoritos. Estos elementos consiguieron que el ARN de transferencia los ordenase para crear complejas y plegadas proteínas.

A medida que aprendemos acerca de los aminoácidos, es importante tener en cuenta que una de las razones más importantes para entender su estructura y propiedades, es ser capaz de entender la estructura y las propiedades de las proteínas. Así veremos que las muy complejas características de incluso una pequeña proteína, son el resultado de una combinación de las propiedades de los aminoácidos que componen esa proteína.

Retorno alimentario a la niñez

En el envejecimiento vuelven a tomar protagonismo los hidratos de carbono complejos presentes en los cereales, tal y como ocurre en la niñez. Las papillas, los cereales en el desayuno e incluso los azúcares naturales como la miel, la melaza, el azúcar moreno integral o la panela, serían altamente recomendables en la vejez y su cerebro se lo agradecerá. Posiblemente muchos lapsus de memoria o isquemias transitorias, se deben a carencias de glucosa. Por supuesto, la exclusión de lácteos debe ser severa, incluso en forma de yogur, aunque los quesos fermentados con moho pueden ser recomendables. Los lactobacilos y bífidus deben ser excluidos porque interfieren con la flora intestinal saprofita, la orgánica. La publicidad le dirá lo contrario, incluso algunos malos dietistas, pero evite los lácteos y probióticos si quieren alcanzar longevidad y buena calidad mental. Los *prebióticos* son otra cosa, y saludables.

Sobre la importancia de las frutas destacamos en primer lugar la reina de todas ellas, la manzana, seguida de las uvas, las peras, los dátiles, los higos y la piña, tesoros de la naturaleza, sin olvidarnos de las frutas tropicales como la papaya, el mango, aguacate o el kiwi, todas ellas muy ricas en enzimas.

Las semillas constituyen siempre un recurso para una buena alimentación, pues en cada uno de ellas está todo lo necesario para la vida. El problema es que al tratarse de alimentos concentrados requieren una larga masticación que no siempre es posible. Triturarlos previamente sería una buena solución.

No nos olvidemos de añadir sal marina integral en la dieta, uno de los nutrientes claves de la vida, así como alimentos germinados o fermentados como el chucrut.

Rompiendo mitos erróneos

Un problema con el cual se encuentra el ciudadano no instruido en alimentación, es que la idea de lo que es un alimento saludable está sumamente desvirtuada por la industria alimentaria, hasta el punto de considerar un alimento saludable al jamón serrano o a la leche de vaca. Ambos son alimentos perjudiciales que diversas y hábiles maniobras comerciales, han conseguido convencer incluso a los políticos y a los organismos sanitarios, de su idoneidad.

La mención de que el ser humano es omnívoro ha confundido a las personas. Que nos guste comer carne no quiere decir que seamos carnívoros, solamente indica que la podemos comer, pero un simple vistazo a nuestro aparato digestivo y dentadura, nos demuestra claramente las diferencias con los carnívoros. De un modo resumido, estas son las diferencias: los carnívoros no tienen enzimas digestivas en su saliva, al contrario que los humanos que tenemos amilasa (ptialina), la cual ayuda a romper los carbohidratos complejos y la lipasa que inicia la digestión de las grasas. Los perros tienen un tracto digestivo cuya longitud está entre un tercio y un medio de la longitud de los omnívoros. Esta cortedad está diseñada para la adaptación a una rápida digestión de la carne cruda y huesos. Los carnívoros, además, tienen una concentración mucho más elevada de ácido clorhídrico en el estómago para romper las proteínas y matar bacterias peligrosas. Su acidez en el estómago es inferior o igual a un pH 1, mientras que el estómago de los humanos tiene un pH entre 4 y 5. Si usted intenta comer crudo un conejo recién cazado, sabrá inmediatamente en qué consiste la gran diferencia entre un carnívoro y nosotros. La mandíbula humana, más corta que la de los carnívoros (apta para desgarrar y triturar incluso huesos), es otro ejemplo de la gran diferencia.

Lo que ha ocurrido es que los seres humanos han tenido que sobrevivir reiteradamente a períodos de hambruna, viéndose obligados a comer cualquier alimento que estuviera a su alcance, al menos hasta que la agricultura se hizo eficaz. Una vez que dispuso de los suficientes alimentos vegetales, el consumo de carne era ya una costumbre y un comercio rentable que se consolidó.

Si repasamos la vida de los pueblos menos longevos, encontraremos siempre a grandes comedores de carne, quienes, además, morían también de las múltiples enfermedades causadas por la carne. Pero, aunque un simple estudio hubiera bastado para alertar a las generaciones futuras, la mayoría de los países no tuvieron ningún interés es realizarlo. Un ejemplo de ello lo tenemos en los Estados Unidos de América, quienes habían logrado una pujante agricultura que permitía alimentar a sus ciudadanos perfectamente y a poco coste, pero que fue desplazada por la ganadería, tanto de vacuno como de ovino, aunque los agricultores opusieron feroz resistencia. Con el paso del tiempo, las mejores tierras se convirtieron en pastizales y las cosechas de la mayoría de los cereales se destinaron solamente a la alimentación animal. Con esto se consiguió que para conseguir un kilo de carne de vaca se necesitaran casi 20 kilos de cereal, una insensatez que todavía perdura. Y eso sin tener en cuenta el superior consumo de agua, las materias fecales de los animales y los muchos cuidados veterinarios que necesitan. Mientras que una plantación de maíz apenas si necesita cuidados durante su crecimiento anual, las vacas, por ejemplo, requieren cuidados extremos durante toda su vida. Si añadimos la gran cantidad de enfermedades que padecen, muchas de ellas transmisibles a los humanos, será difícil de encontrar una explicación a esto. Y si mencionamos el consumo desmesurado de los lácteos el problema es aún mayor, pues lo consumen incluso los recién nacidos, mientras que para la carne deben esperar a tener dientes, afortunadamente. Solamente suprimiendo estos dos alimentos, carne y leche, ya estaremos dando un paso decisivo en la consecución de la longevidad.

Lo cierto es que la ingestión de los alimentos está correlacionada con la salud del individuo y con la longevidad máxima que se alcance. Si tenemos en cuenta que para estar sanos deberíamos comer un 80% de vegetales y solamente un 20 % de otros alimentos, es fácil llegar a la conclusión de que ahora estamos haciendo las cosas mal. Es más, ese escaso 20% podría estar constituido por pescados o productos del mar, lo que dejaría a la carne en una anécdota. Pero ahora, obviamente, la alimentación no es así.

Otra cuestión importante está relacionada con la ingestión excesiva de alimentos previamente procesados y otros en conserva, lo que hace que incluso aunque sean de procedencia vegetal no estén exentos de peligro. El agua presente en los vegetales crudos está viva, lo mismo que sus enzimas, pero el calor de la cocción logra convertirlos en elementos muertos.

Aunque queda mucho por precisar en este asunto, se puede concluir que una alimentación que promueva longevidad deberá tener las siguientes características:

Reducción en calorías. Entre 1.600 y 1.800 diarias.

Poseer todos los nutrientes esenciales para cada edad. Entre ellos los oligoelementos, ácidos grasos esenciales, aminoácidos y enzimas.

Estar exenta de tóxicos naturales o artificiales.

Proceder de la tierra de cultivo, aunque se admiten las algas.

La microbiota intestinal y el cerebro

Un estudio en Oregón, en la Universidad Estatal, indica que un alto consumo de grasas y azúcares refinados ocasiona cambios en las bacterias del intestino que parecen relacionarse con una pérdida significativa de flexibilidad cognoscitiva, o el poder para adaptarse y ajustarse mentalmente a las situaciones cambiantes.

Los resultados sugieren que estos alimentos alteran la microbioma -una mezcla compleja en el sistema digestivo de aproximadamente 100 billones de microorganismos-. Estos mismos estudios establecieron que nuestras bacterias del intestino, o microbiota, se comunica habitualmente con el cerebro humano, dijo Kathy Magnusson, profesora en la Universidad de OSU e investigadora principal con el Linus Pauling Instituto.

La investigación se hizo con ratones de laboratorio que consumieron dietas diferentes y entonces les hicieron enfrentarse a una variedad de pruebas, como moverse por laberintos, para supervisar los cambios en su función mental y física. Los resultados se publicaron en el periódico Neuroscience, en un trabajo apoyado por la Fundación de Microbiología y la Fundación de Ciencia Nacional.

"Las bacterias intestinales pueden soltar compuestos que actúan como neurotransmisores, pueden estimular nervios sensorios o el sistema inmunológico, y pueden afectar una gama amplia de funciones biológicas, -se dijo-, aunque no estamos seguros de qué mensajes se están enviando, ni sus efectos."

En las pruebas con ratones sometidos a una dieta alta en grasas y azúcar refinado, el investigador Magnusson dijo, que en temas como envejecer y la memoria espacial, había problemas. Después de cuatro semanas con este régimen, la actuación de los ratones en las diferentes pruebas de capacidad mental y la función física, empezó a caer en comparación a los animales con una dieta normal. Uno de los cambios más pronunciados estaba en aquello que los investigadores denominan como flexibilidad cognoscitiva.

"El deterioro de la flexibilidad cognoscitiva en este estudio era bastante fuerte", dijo Magnusson. "Piense en una labor o recorrido que se realiza habitualmente, algo familiar, y lo que ocurre es que si un día el camino está cerrado, la persona no es capaz de encontrar una alternativa". Con la flexibilidad dañada, podría tener un largo y lento retorno a su casa, si lo encuentra finalmente. Una persona con niveles altos de flexibilidad cognoscitiva se adaptaría inmediatamente al cambio, determinaría la ruta mejor, y recordaría usar la misma ruta la mañana siguiente, todo como un problema pequeño. Y esto ocurre en los problemas de adaptación cotidianos, durante los cuales el individuo afectado tiene que pedir ayuda continuamente. .

Este estudio se hizo con animales jóvenes, con un sistema biológico saludable, pero lo que ocurriría en personas de edad avanzada podría ser trágico.

Lo que denominamos como dieta occidental, incluso la mencionada como dieta mediterránea, posee un alto contenido de grasas y proteínas animales (piensen en el jamón serrano y las carnes blancas de ave), aceites calentados, azúcares y carbohidratos refinados, lo que ocasiona una larga lista de enfermedades crónicas y una incidencia aumentada de la enfermedad de Alzheimer. La interacción de la dieta habitual con la microbiota es notoria, lo mismo que añadir bífidus o lactobacilos (probióticos), especies lácteas que compiten con las bacterias saprofitas de nuestro intestino.

CAPÍTULO 4

TEORÍAS DEL ENVEJECIMIENTO

Numerosas teorías han sido propuestas para explicar los mecanismos del envejecimiento, pero todas ellas presentan dificultades relacionadas con los fenómenos que proponen, ya que cada una estudia aspectos concretos. La mayoría de las teorías no se excluyen mutuamente pues, hasta el presente, no hay evidencia de un único mecanismo responsable de la senectud. Seguramente el envejecimiento tiene múltiples causas que se interrelacionan entre sí y que son probablemente diferentes en órganos cuyas células apenas tienen capacidad de regeneración (como las células musculares cardíacas,) en comparación con aquellos órganos cuyos tejidos son renovables (como la médula ósea, piel y mucosa gastrointestinal).

Hoy en día hay probablemente tantas teorías sobre las causas del envejecimiento como biogerontólogos, sin embargo, las teorías modernas sobre las causas del envejecimiento tienen sus raíces en ideas antiguas, que es útil tener en cuenta porque han influido en la manera actual de pensar a este respecto. Por ejemplo, Francis Bacon, en el siglo XVI, argumentaba que el envejecimiento podía ser superado si los procesos de reparación que se producen en el hombre y en otros animales, pudieran hacerse perfectos y eternos. Son ejemplo de procesos de reparación la curación de las heridas, la regeneración de tejidos, y la capacidad que tiene el cuerpo de recuperarse de una enfermedad.

TEORÍAS GENERALES

Las teorías del envejecimiento se clasifican de la siguiente manera:

1.- Teorías tradicionales:
Teoría del desgaste de órganos y tejidos.
Teoría de la acumulación de productos de desecho.
Teoría hormonal y neural.

2.- Teorías orgánicas:
Teoría inmunológica.
Teoría del colágeno.
Teoría de las alteraciones en las enzimas y DNA.
Teoría de los radicales libres o de la oxidación.
Teoría del reloj o batería celular.

3.- Teorías genéticas:
Teoría del envejecimiento programado.
Teoría de la mutación somática.
Teoría del error catastrófico.

4.- Teorías psicosociales:
Teoría del desarraigo.
Teoría del cese de actividad.
Teoría del cambio de poder o rol.

Teoría del desgaste de órganos y tejidos

Esta teoría propone que cada organismo estaría compuesto de partes irremplazables y que la acumulación de daño en sus partes vitales llevaría a la muerte de las células, tejidos, órganos y finalmente del organismo. El cuerpo humano, al igual que una máquina, envejece debido al uso continuo y como resultado de "agravios" acumulados en el cuerpo (estrés interno y externo), incluyendo la acumulación de materiales dañinos como subproductos químicos del metabolismo. Las irreemplazables células del corazón y del cerebro, cuando se lesionan, mueren, aunque sea a una edad temprana. Los trasplantes no han podido evitar el envejecimiento, y la muerte a corto plazo es inevitable.

Teoría hormonal

Las glándulas endocrinas envían a la sangre unos mensajeros químicos llamados hormonas, que luego actúan sobre las células receptoras en el cuerpo. Estas hormonas regulan muchas de las actividades relacionadas con el metabolismo, reproducción, síntesis de proteínas, función inmunitaria, desarrollo y conducta, y en grandes cantidades son capaces de acelerar procesos de envejecimiento y también de lentificar otros. Hay una gran cantidad de cambios relacionados con la edad asociados a las alteraciones de factores hormonales, siendo la menopausia un buen ejemplo. Algunos niveles de hormonas bajan también en los varones cuando envejecen, aunque los hombres continúan siendo fértiles mientras envejecen.

La teoría hormonal de envejecimiento sugiere que el sistema nervioso central es un marcapasos del envejecimiento corporal. Los cambios en el hipotálamo y en el sistema endocrino dan como resultado una disminución de la secreción de hormonas como la tiroidea y los corticoides esteroideos, así como los andrógenos suprarrenales. Esta teoría se mantiene vigente desde que se empezaron a emplear las glándulas de mono en el siglo XX por el doctor Voronoff.

Como sabemos, el sistema endocrino es un sistema de integración con acciones constantes. Afortunadamente, si está saludable, el sistema nervioso puede manejar información de modo tal que el organismo se adapte al medio ambiente. Aunque no efectúa acciones moduladoras, logra que el resto de los sistemas se puedan comunicar entre sí.

Los estudios realizados con diversas técnicas demuestran que la desaparición o deterioro de células hipotalámicas que liberan factores que promueven la secreción de hormonas hipofisarias, están implicadas en el mecanismo de estas alteraciones de la senectud.

Corresponde ahora analizar el mecanismo posible que culmina con la disminución celular a nivel hipotalámico y con la consiguiente presentación de alteraciones propias del envejecimiento. Una de las alternativas más probables es que como consecuencia del estrés crónico mantenido, de origen físico o mental, se presentan alteraciones que finalizan con el deterioro de las células hipotalámicas. El estrés es una reacción compleja coordinada por el sistema neuroendocrino inmune, en la que el organismo puede adaptarse y responder a un estímulo muy intenso, pero el precio que se paga es muy caro, ya que la energía que se utiliza en la respuesta al estímulo se repone sólo parcialmente. No obstante, el estrés, en principio, es un mecanismo de adaptación.

En términos energéticos, si el estrés se mantiene de forma crónica, la pérdida resulta en un deterioro lógico que debilita al organismo, haciéndolo proclive a padecer enfermedades y acercar por tanto el instante de la muerte. Este efecto podría limitarse en gran medida, empleando técnicas adecuadas de relajación/estímulo más que empleando productos farmacológicos, consiguiendo así un ahorro de energía sustancial ante las situaciones de sobrecarga. La medicina natural ofrece la alternativa de los adaptógenos, esto es, plantas medicinales que adaptan al organismo contra la adversidad.

Teoría inmunológica

El sistema inmunitario es la línea de defensa más importante contra toda sustancia o microorganismo proveniente del exterior que pueda entrar en nuestro cuerpo. Sus armas son variadas, y las células blancas de la sangre pueden desactivar y digerir invasores como las bacterias y los virus. Otras células blancas producen anticuerpos que circulan por la sangre y desactivan las sustancias extrañas y las preparan para ser digeridas por otras células.

La teoría inmunitaria del envejecimiento descansa sobre la premisa de que con la edad, disminuye la capacidad del sistema inmunitario a reproducir anticuerpos en cantidades adecuadas y de la clase indicada. Y no sólo, sino que el sistema inmunitario envejecido se puede equivocar produciendo anticuerpos contra proteínas normales del cuerpo, pudiendo destruirlas, de ahí vienen las llamadas enfermedades autoinmunes. Algunas las padecen no solamente las personas mayores, pero otras sí, como lo son la rigidez articular, trastornos reumáticos y ciertas formas de artritis. La función del sistema inmunitario es la de conservar la integridad química del cuerpo e identificar en los tejidos vivos la presencia de cualquier elemento extraño como células cancerosas, células irreparablemente lesionadas, microorganismos o moléculas extrañas que no sean genéticamente adecuada para el cuerpo, e iniciar su inactivación y eliminación. Todos estos descubrimientos nos indican que aún hay mucho que aprender al respecto de las relaciones entre el envejecimiento y la inmunidad.

Es muy probable que, con el paso de los años, el sistema inmunológico de los individuos sufra un continuo deterioro que va mermando la vitalidad del organismo. No obstante, este fallo queda compensado en parte por el aprendizaje del propio sistema inmune, el cual ha conseguido a lo largo de la vida elaborar gran cantidad de anticuerpos.

El sistema inmune por otra parte, está encargado de la defensa del organismo, pero también posee un sistema de comunicación intercelular. Las respuestas del sistema inmune al organismo envejecido resultan por otro lado desequilibradas, se presentan en ocasiones inmunodeficiencias y en otras hiperinmunidad, aunque en ello tiene mucho que ver el propio sistema endocrino. Los estudios realizados con diversas técnicas demuestran que la desaparición o deterioro de células hipotalámicas que liberan factores que promueven la secreción de hormonas hipofisiarias, están implicadas en el mecanismo de estas alteraciones. De lo planteado anteriormente se desprende que hay que proteger a toda costa ese grupo de células minúsculas concentradas en la pequeña región que conocemos como hipotálamo. En segundo lugar, si la protección no fuera eficaz, sería necesario el empleo de otras técnicas para tratar de suplantar las funciones perdidas.

Corresponde ahora analizar el mecanismo posible que culmina con la disminución celular a nivel hipotalámico y con la consiguiente presentación de alteraciones propias del envejecimiento. Una de las alternativas más probables es que como consecuencia del estrés crónico mantenido, de origen físico o mental, se presentan alteraciones que finalizan con el deterioro de las células hipotalámicas. El estrés es una reacción compleja coordinada por el sistema neuroendocrino inmune, en la que el organismo puede adaptarse y responder a un estímulo muy intenso, pero el precio que se paga es muy caro ya que la energía que se utiliza en la respuesta al estímulo se repone sólo parcialmente. En términos energéticos si el estrés se mantiene de forma crónica, la pérdida resulta en un deterioro lógico que debilita al organismo, haciéndolo proclive a padecer enfermedades y acercar por tanto el instante de la muerte. Este efecto podría limitarse en gran medida, empleando técnicas adecuadas de adaptación más que empleando productos farmacológicos, consiguiendo así un ahorro de energía sustancial ante las situaciones de sobrecarga. Los ansiolíticos, aunque parecen aportar bienestar, merman sustancialmente la capacidad del organismo para adaptarse.

Un estrés mantenido con una dieta perjudicial provoca un envejecimiento acelerado del organismo, efecto que sería más importante si se le añade la base genética y los tóxicos individuales o ambientales. La personalidad pro-longeva actúa de modo mucho más favorable ante las situaciones de estrés, haciendo al organismo más resistente y por consiguiente el método más lógico de ataque parece ser el de reforzar los hábitos pro-longevos y eliminar los anti-longevos.

La cuestión estriba en cómo realizar un proceso que culmine en el establecimiento de nuevos hábitos pro-longevos. Esto resulta harto complejo, ya que estos se han establecido en la historia individual de cada sujeto, en las manos de una sociedad dada, por lo tanto, es una tarea difícil, más no imposible. Los hábitos pro-longevos no son posibles cuando el individuo está protegido y no le permitimos que solucione sus conflictos de manera habitual. Solamente le debemos aportar ayuda cuando los problemas sobrepasen su capacidad de adaptación.

Es razonable pensar entonces que el envejecimiento del sistema endocrino determine en el organismo o al menos influya, en el proceso de envejecimiento en estos sistemas integradores, por lo que resulta crucial en la actividad del cuerpo visto de conjunto.

Teoría neural

El sistema nervioso puede manejar información de modo tal que el organismo se adapte al medio ambiente. Aunque no efectúa acciones moduladoras, logra que el resto de los sistemas se puedan comunicar entre sí.

En noviembre del año 1998 se confirmó la presencia de zonas neurogénicas en el cerebro humano adulto gracias a las investigaciones del Dr. Fred H. Gage, profesor de Genética en el Salk Institute. La primera de tales investigaciones se publicó en la revista Nature Medicine en donde se especificó que el estudio y la labor social, así como el ejercicio físico, pueden mejorar el crecimiento de las nuevas células cerebrales.

Hoy en día ya sabemos que tanto las neuronas como las células gliales se siguen produciendo por la diferenciación de células madre, al menos en dos zonas del cerebro: el hipocampo y la zona subventricular, durante toda la vida de los organismos. Además, los nervios periféricos que atraviesan los brazos, las piernas y el torso, pueden regenerarse después de una lesión y un medio para conseguirlo es la estimulación eléctrica. Esta desencadena la liberación de proteínas que promueven el crecimiento, potenciando las capacidades naturales de las células nerviosas y ayudándolas a crecer de forma más rápida y completa.

Teoría del colágeno o de las alteraciones en las enzimas y DNA

Cuando se generan cambios en la producción de proteínas se ve afectada la fabricación del tejido de sostén, ya que se elaboran micro-fibrillas de elastina y colágeno, orientadas de una manera diferente a la de los tejidos normales. Esto conlleva a cambios en el aspecto físico como:

- Pérdida de la elasticidad de algunos tejidos (apareciendo arrugas).
- Rigidez de la musculatura lisa (vasos sanguíneos, corazón, etc.).
- Cambios degenerativos en tendones, músculos, cápsulas articulares y cartílagos.

Y cambios internos:

- Opacidad del cristalino (cataratas) y presbicia.
- Fallos en la filtración renal y hepática (auto-intoxicación).
- Alteraciones en el Sistema Nervioso Central (disminución del volumen cerebral).
- Disminución auditiva para los tonos agudos y baja tolerancia al ruido.
- Daño del ADN pues debido a su papel central en la vida, está implicado en el envejecimiento, y la hipótesis es que la acumulación de daños en el ADN causa el envejecimiento.
- Es bien establecido que las mutaciones/alteraciones del ADN / a menudo parecen irreversibles y que las anormalidades cromosómicas aumentan con la edad en los seres humanos, daños que se acumulan en algunos

tipos de células madre y puede contribuir a la pérdida de la función con la edad.

- A pesar de los diversos mecanismos de reparación del ADN, el ADN dañado por las mutaciones, puede conducir a la pérdida de células y la disfunción. Con la edad, esto ocasiona el agotamiento de las poblaciones de células madre y la pérdida de la homeostasis que impulsa el envejecimiento del organismo.
- Nuevas pruebas también sugieren que el daño del ADN que contribuye a mutaciones y / o aberraciones cromosómicas, aumenta el riesgo de cáncer, mientras que el daño del ARN que interfiere con la transcripción parece contribuir al envejecimiento posiblemente a través de efectos sobre el envejecimiento celular y la señalización celular.
- La interrupción de la reparación del ADN mitocondrial en los seres humanos ocasiona trastornos que afectan el sistema nervioso, a la fertilidad y a las enfermedades relacionadas con la edad y el envejecimiento.
- Curiosamente, la sobreexpresión de telomerasa resulta en un aumento en la vida útil de hasta un 40%. Describiremos más adelante el papel de los telómeros y la telomerasa.

Teoría de los radicales libres

Esta teoría se basa en que los radicales libres producidos por la oxidación ocasionarían el envejecimiento de los cuerpos ricos en metales. La alimentación errónea sería una de las causas, pudiendo hacer el fenómeno reversible por el mismo procedimiento, salvo que se actúe muy tarde. Las dietas hipocalóricas con poca producción de radicales libres disminuyen la aparición de determinadas enfermedades y aumentan la longevidad en muchas especies.

De entre todos los elementos metálicos capaz de producir una alta oxidación nos encontramos con el hierro, especialmente el farmacéutico y el presente en la carne de animales. La presencia de vitamina C, formando ascorbato ferroso, minimizaría este efecto.

Los radicales libres son moléculas inestables que tienen un electrón libre altamente reactivo, capaz de adherirse a las membranas celulares y de combinarse con algunos metabolitos químicos, interfiriendo por ello con los procesos de intercambio celular, lo que hace que los tejidos se vuelvan menos resistentes, y que se acorten los ciclos vitales de los mismos.

No obstante, hay que tener en cuenta la labor saludable que hacen los propios radicales libres, controlando a las bacterias y absorbiendo multitud de toxinas que el propio organismo no puede eliminar. Es por eso que la terapia con antioxidantes pueda, quizá, no ser siempre beneficiosa.

La oxidación se refiere a una reacción química compleja que se produce cuando ciertas moléculas sensibles de las células, se encuentran con el oxígeno y se separan para formar elementos sumamente reactivos. Estos fragmentos moleculares se llaman radicales libres, los cuales son inestables e intentan unirse con cualquier otra molécula que casualmente esté cerca, la cual podría quedar desactivada u obligada a actuar defectuosamente. La teoría descansa en que los radicales libres están involucrados tanto en la formación de los pigmentos de la edad, como en la formación de entrecruzamientos en ciertas moléculas y dañan el ADN. Se han visto también implicados en la formación de las placas neuríticas características de la demencia del tipo Alzheimer.

Hay evidencias experimentales que confirman que los radicales libres dañan la función celular y que están relacionados con las enfermedades asociadas con la edad como la aterosclerosis, artritis, distrofia muscular, cataratas, disfunción pulmonar, desórdenes neurológicos, declinación del sistema inmune e incluso el cáncer y el envejecimiento acelerado.

Los radicales libres y oxidantes -tales como el oxígeno singlete que no es un radical libre- son comúnmente llamados especies reactivas de oxígeno (ROS) que pueden dañar todo tipo de componentes celulares. Los ROS puede originarse a partir de fuentes exógenas, tales como luz ultravioleta (UV) y radiaciones ionizantes, y de varias fuentes intracelulares.

La idea de que los radicales libres son agentes tóxicos fue sugerida por primera vez por Rebeca Gerschman y en 1956, Denham Harman desarrolló la teoría de los radicales libres del envejecimiento. Puesto que el daño oxidativo de muchos tipos se acumula con la edad, la teoría de los radicales libres simplemente sostiene que el envejecimiento es la consecuencia de los daños generados.

Antioxidantes

La administración de ciertos antioxidantes a animales parece retrasar la aparición del cáncer, las enfermedades cardiovasculares, las enfermedades degenerativas del sistema nervioso central y la depresión del sistema inmunitario. Estamos hablando ahora de prevención, y no de curación, y es por eso que uno de los aspectos más interesantes del estudio de los radicales libres, es lo que nos dicen sobre el envejecimiento, pues parece que hubiera dentro de nosotros un enemigo interno que conspira para nuestra muerte y que se hace más patente con la edad. Aún así, el organismo se encarga de producir los necesarios antioxidantes para su control, así que puede ser cuestionable la aportación de antioxidantes externos.

Los antioxidantes primarios previenen la formación de nuevas especies de radicales libres. Estos antioxidantes actúan por conversión de los radicales libres existentes en moléculas menos dañinas, o impidiendo su formación desde otras moléculas. Dentro de este grupo se incluye a la superóxido dismutasa, la glutatión peroxidasa, la catalasa, y las proteínas ligadoras de metales (ferritina y ceruloplasmina) que limitan la disponibilidad de hierro necesario para la formación del radical OH (Halliwell 1989). Los antioxidantes secundarios son protectores no enzimáticos o captadores de radicales libres que intervienen cuando hay superproducción de radicales libres y los sistemas enzimáticos están desbordados, previniendo así las reacciones en cadena. Se incluye entre otros, el glutatión, la vitamina E, vitamina C, ácido úrico, bilirrubina, albúmina, melatonina, carotenoides, flavonoides naturales (McCall 1999). Los antioxidantes terciarios reparan biomoléculas dañadas por los radicales libres. Entre ellos se encuentran los sistemas proteolíticos intracelulares, que actúan degradando proteínas dañadas oxidativamente, evitando de este modo su acumulación (Davies 1987; Pacifi 1991). También podemos destacar las enzimas reparadoras de DNA, la metionina sulfóxido reductasa y la fosfolipasa A2 que corta los fosfolípidos oxidados de la membrana (Kheira Mohamed Abdelaziz).

Estas enzimas antioxidantes son capaces de degradar los ROS en compuestos inertes a través de una serie de reacciones químicas. La mera existencia en nuestro organismo de enzimas que evitan daños por ROS, es un fuerte indicador de que son biológicamente moléculas peligrosas.

La deficiencia de citocromo también se ha asociado con trastornos neurodegenerativos. La sobreexpresión de MSRA en el sistema nervioso de Drosophila aumenta la longevidad, mientras que los ratones sin MSRA tienen una longevidad disminuida en un 40%.

Los experimentos en la alimentación con antioxidantes a los ratones -ya sea un único compuesto o una combinación- fueron capaces de disminuir el daño oxidativo y aumentar la longevidad media, pero ninguno de ellos claramente retrasó el envejecimiento. Otros estudios concluyeron que la alimentación con antioxidantes a los ratones no aumenta su longevidad y que la sobreexpresión de la SOD1 en ratones tampoco. Estos resultados sugieren que las proteínas antioxidantes ya están optimizadas en los mamíferos. De hecho, la correlación entre la tasa de envejecimiento y niveles de antioxidantes en los mamíferos es, si existe, muy débil, aunque algunos estudios encontraron correlaciones entre los niveles de ciertos antioxidantes y la longevidad en los mamíferos, pero no pudieron encontrar ningún consenso. Es posible que los antioxidantes puedan ser saludables, pero no afectan el proceso de envejecimiento.

Algunos resultados sugieren que la tasa de ROS generados en las mitocondrias de tejidos post-mitótico ayuda a explicar las diferencias en la esperanza de vida entre algunos animales, sobre todo entre los mamíferos. La genómica comparativa ha revelado varias asociaciones entre las características del ADN mitocondrial (ADNmt) en todas las especies y la longevidad, lo que sugiere que los cambios en las proteínas mitocondriales pueden estar involucrados en la evolución de la esperanza de vida larga.

Varias patologías en los ratones y los seres humanos se derivan de mutaciones que afectan a la mitocondria, que suelen implicar un aumento de ROS. Sin embargo, estas patologías no dan lugar a un fenotipo de envejecimiento acelerado, pero con frecuencia resultan en enfermedades del sistema nervioso central. Un ejemplo es la ataxia de Friedreich, que parece ser el resultado de un aumento del estrés oxidativo en la mitocondria y no se parece a un envejecimiento acelerado.

Como hemos señalado, la deficiencia de citocromo C también se ha asociado con trastornos neurodegenerativos, al igual que la deficiencia selectiva de la vitamina E.

Las ratas seleccionadas con estrés oxidativo elevado desarrollan cataratas a una edad temprana y otras patologías, como los cambios del corazón y las disfunciones cerebrales. Las cataratas, por ejemplo, responden al antioxidante glutatión reducido.

Quizás las ROS están implicados en algunas patologías que implican células post-mitóticas, como las neuronas. Otra hipótesis es que las enfermedades mitocondriales afectan principalmente el sistema nervioso central debido a su alto consumo de energía.

Si bien es innegable que las ROS juegan un papel en varias patologías, incluyendo las patologías relacionadas con la edad, como cataratas, la influencia exacta de ROS en el envejecimiento de los mamíferos es discutible.

Es plausible que las ROS jueguen un papel en la degeneración relacionada con la edad de los tejidos ricos en energía, tales como el cerebro, más susceptible a las ROS debido a su abundancia de metales redox-activos.

Un estudio encontró que los complementos de superóxido dismutasa / catalasa impidieron defectos cognitivos y el estrés oxidativo en ratones envejecidos.   Un estudio similar encontró que el SOD administrado desde la mediana edad atenúa el estrés oxidativo, la mejora del rendimiento cognitivo y mayor vida útil en un 11%.

En conclusión, hay poca evidencia directa de que ROS influyan en el envejecimiento de los mamíferos, excepto tal vez en tejidos específicos, como el cerebro. Por último, un cambio de paradigma es que ROS no sólo son compuestos dañinos, sino crucial en muchas funciones celulares y, por tanto, es la desregulación de las vías de administración de ROS que pueden contribuir al envejecimiento en lugar de simplemente la acumulación de daño con la edad.

Teoría del reloj celular

Nuestras células responden a un programa vital, cuya información se origina en los códigos genéticos. Algunos factores químicos (tóxicos ambientales, tratamientos agresivos, tabaco, alcohol, etc.), físicos (radiaciones, calor, frío, etc.), biológicos (bacterias, virus, parásitos, etc.) y/o emocionales (estrés, traumas psíquicos,) pueden favorecer la producción de sustancias que acorten la supervivencia celular, ocasionando un deterioro prematuro y un envejecimiento patológico.

Este "reloj genético" determina el inicio del envejecimiento y se puede manifestar como un número predeterminado de divisiones celulares, a partir del cual no hay nuevas células. Estudios con células en cultivo han mostrado que ciertas células con el tiempo pierden la capacidad de dividirse.

La teoría de envejecer por diseño o programación

El biólogo Alemán August Weissman publicó en 1882 un artículo sugiriendo que la muerte programada era un rasgo genético desarrollado por la evolución (una adaptación) que había surgido gracias a la selección natural, porque producía un beneficio a la especie, aunque perjudicara a los individuos. Weissman pensaba que eliminando los individuos más antiguos de la población, la muerte programada proporcionaba más recursos (como comida y hábitat) para los miembros más jóvenes. De esa forma se destinaba recursos a los animales más jóvenes, mejorando así la capacidad de evolución de las especies.

Quizá olvidó que la experiencia de vida es el factor más importante. ¿Alguien pondría su cuerpo en manos de un aprendiz de cirujano?

Según esta teoría, y al igual que una batería, cuando nacemos nuestras células ya están programadas para morir a una cierta edad. Pero las baterías se reemplazan y el motor puede seguir funcionando.

Es digno de observar que:

Las especies animales más grandes (y más lentas) tienden a vivir más tiempo que las más pequeñas (y rápidas), lo cual no tiene relación con sus tasas metabólicas.

Las estadísticas tienden a mostrar que hay algunas familias tradicionalmente longevas, lo cual sugiere que puede existir un gen de la longevidad y un aprendizaje, quizá un mimetismo de supervivencia y adaptación.

Paradójicamente, se ha descubierto el gen para una enfermedad caracterizada por el envejecimiento prematuro (síndrome de Werner).

Investigaciones en genética molecular indican que las alteraciones fisiológicas encontradas en el envejecimiento podrían tener sus bases en alteraciones estructurales del genoma (conjunto de los cromosomas de una célula) y las variaciones en un único gen podrían modular la velocidad de todo el proceso de envejecimiento. Es decir, el proceso de envejecimiento estaría bajo el control de uno o varios genes.

Faltaría por definir cuál es la edad biológica de supervivencia del ser humano, aunque se habla de 125 años.

Teoría de la mutación somática

La teoría de mutación somática establece que ocurren mutaciones cromosómicas espontáneas debido a modificaciones químicas (hidrólisis, irradiaciones) y a errores en la replicación del DNA, que se acumulan en los tejidos de animales viejos. Esta teoría propone que la acumulación de errores en el DNA se transcribe a errores en el RNA y a las proteínas, lo que resulta finalmente en la pérdida progresiva del equilibrio celular y corporal.

Esta teoría podría explicar la mayor frecuencia de cáncer, o la pérdida de respuesta inmunológica que se manifiesta en la vejez.

Teoría de la mutación genética

Las teorías genéticas son de especial interés, pues relacionan al envejecimiento con la evolución. El enfoque genético afirma que el envejecimiento está determinado por la expresión de los genes en su interacción con el entorno, la epigenética. En la década de los cincuenta del Siglo XX, la genética comenzó a prevalecer en la manera de entender la causa del envejecimiento y la determinación de la longevidad. Entonces se habló de las mutaciones o cambios que ocurren en los genes, los cuales pueden o no ser benéficos y de que son el motor que impulsa la evolución y la selección natural. Por ello se consideró a las mutaciones como un factor importante en los fenómenos del envejecimiento y la longevidad.

Un concepto aceptado relativo al envejecimiento, es que se encuentra regulado por genes específicos y que el DNA sufre cambios continuos en respuesta a agentes exógenos y a procesos intrínsecos, pero se conserva la estabilidad gracias a la duplicidad de la cadena del DNA y a las enzimas reparadoras específicas.

El mayor interés en este momento está puesto en uno de los ácidos nucleicos: el ácido desoxirribonucleico o ADN, ya que en esta molécula se encuentra la información genética en forma codificada. Una de las principales virtudes del planteamiento del error, es su universalidad y la expectativa es que sigan modificándose sus versiones para que sea capaz de explicar buena parte de los cambios relacionados con la edad, como el porqué el ritmo con que se envejece difiere según las especies y las personas.

Teoría del error catastrófico

La teoría del error catastrófico, similar a la teoría de mutación somática, sugiere que con el tiempo se acumulan errores en las proteínas y enzimas responsables de la fidelidad de los procesos de información génica, replicación del DNA, trascripción y traducción, hasta que alguno de estos procesos se hace inviable. Estudios con mellizos revelan que estos varían grandemente en la edad de muerte, una indicación de que los factores ambientales pueden ser más importantes que los factores genéticos en determinar la longevidad. Como sabemos, la expresión de los genes está determinada por el entorno, la epigenética.

Teorías de daños

La idea general detrás de las teorías basadas en los daños del envejecimiento es que una lenta acumulación de daños, tal vez incluso desde la concepción, a larga conduce a un fallo del sistema que puede ser visto como un fracaso de un órgano crítico como el corazón o el cuerpo entero.

Es útil señalar, sin embargo, que algunos autores defienden que el envejecimiento es el resultado de muchas formas de acumulación de daños, y por lo tanto, que el envejecimiento es debido a una superposición de las teorías mecanicistas de envejecimiento.

Teoría de la acumulación de productos de desecho

Se observa que con el paso del tiempo se van acumulando diversos cuerpos pigmentados, como la lipofucsina (residuo de la descomposición y absorción de los glóbulos sanguíneos dañados que se encuentra en el músculo cardiaco y los músculos lisos,) la cual sería la responsable del envejecimiento celular, especialmente de las neuronas o las fibras musculares estriadas. Los metales pesados y otros metales o metaloides, pueden ser un factor muy negativo en la salud.

Autofagia

Es un proceso por el cual la célula digiere sus propios orgánulos y componentes. La disfunción de la autofagia se ha relacionado con trastornos neurodegenerativos.

Estudios recientes, en particular las manipulaciones genéticas en organismos modelo, apuntan hacia un papel de la autofagia en el envejecimiento. En las moscas, la interrupción de la autofagia se acorta, mientras que incrementa una mayor vida útil. La manipulación de los genes relacionados con la autofagia también se ha asociado con la longevidad en la levadura, mientras que la disfunción de la autofagia se ha relacionado con trastornos neurodegenerativos. En el hígado del ratón, la autofagia disminuye con la edad y su mantenimiento a través de la manipulación genética puede mejorar la capacidad de las células para manejar el daño de proteínas, lo que resulta en niveles más bajos de las proteínas dañadas y mejorar la función de órganos. Mientras que una gran cantidad de teorías quedan por dilucidar, sabemos que la homeostasis de proteínas es importante para la longevidad y su disfunción puede contribuir al envejecimiento.

TEORÍAS BASADAS EN FENÓMENOS FINALISTAS

Ya que nuestros antepasados no comprendían el fenómeno del envejecimiento, sus primeras ideas sobre su control eran pura especulación. No obstante, varias teorías modernas sobre las causas del envejecimiento, tienen sus raíces en ideas antiguas.

Teoría de la sustancia vital

Una idea antigua es que los animales comienzan su vida con una cantidad limitada de cierta sustancia vital. A medida que se va consumiendo esta hipotética sustancia, se producen con la edad cambios que llevan a una pérdida del vigor y cuando esa sustancia vital se agota, el animal se muere.

Muerte celular apoptótica

Desde hace décadas se acepta que el envejecimiento se acompaña de la muerte de un número significativo de células en los tejidos animales y en sujetos humanos, y recientemente se propone que la apoptosis o muerte celular programada con fragmentación celular, a menudo inducido por glucocorticoides, radicales libres y déficit bioenergético, desempeña un papel fundamental en el envejecimiento.

La teoría endocrina y autoinmune

Las glándulas endocrinas envían a la sangre unos mensajeros químicos, llamados hormonas, que luego actúan sobre las células receptoras en el cuerpo. Estas hormonas regulan muchas de las actividades relacionadas con el metabolismo, reproducción, síntesis de proteínas, función inmunitaria, desarrollo y conducta, y en grandes cantidades son capaces de acelerar procesos de envejecimiento y también de lentificar otros. Hay una gran cantidad de cambios relacionados con la edad asociados a las alteraciones de factores hormonales, siendo la menopausia un buen ejemplo. Algunos niveles de hormonas bajan también en los varones cuando envejecen, aunque los hombres continúan siendo fértiles mientras envejecen.

El sistema inmune por otra parte, está encargado de la defensa del organismo, pero también posee un sistema de comunicación intercelular. Las respuestas del sistema inmune al organismo envejecido resultan por otro lado desequilibradas, se presentan en ocasiones inmunodeficiencias y en otras hiperinmunidad, aunque en ello tiene mucho que ver el propio sistema endocrino. Los estudios realizados con diversas técnicas demuestran que la desaparición o deterioro de células hipotalámicas que liberan factores que promueven la secreción de hormonas hipofisarias, están implicadas en el mecanismo de estas alteraciones. De lo planteado anteriormente se desprende que hay que proteger a toda costa ese grupo de células minúsculas concentradas en la pequeña región que conocemos como hipotálamo. En segundo lugar, si la protección no fuera posible, sería necesario el empleo de otras técnicas para tratar de suplantar las funciones perdidas.

Les recordamos que el hipotálamo regula la liberación de hormonas de la hipófisis, mantiene la temperatura corporal, y organiza conductas, como la alimentación, ingesta de líquidos, apareamiento y agresión. Es el regulador central de las funciones viscerales autónomas y endocrinas.

Corresponde ahora analizar el mecanismo posible que culmina con la disminución celular a nivel hipotalámico y con la consiguiente presentación de alteraciones propias del envejecimiento. Una de las alternativas más probables es que como consecuencia del estrés crónico mantenido, de origen físico o mental, se presentan alteraciones que finalizan con el deterioro de las células hipotalámicas.

El estrés es una reacción compleja coordinada por el sistema neuroendocrino inmune, en la que el organismo puede adaptarse y responder a un estímulo muy intenso, pero el precio que se paga es muy caro, ya que la energía que se utiliza en la respuesta al estímulo se repone sólo parcialmente.

En términos energéticos si el estrés se mantiene de forma crónica, la pérdida resulta en un deterioro lógico que debilita al organismo, haciéndolo proclive a padecer enfermedades y acercar por tanto el instante de la muerte. Este efecto podría limitarse en gran medida, empleando técnicas adecuadas de relajación más que empleando productos farmacológicos, consiguiendo así un ahorro de energía sustancial ante las situaciones de sobrecarga.

El estrés, y esto es algo en lo que me gustaría incidir, no se soluciona con la utilización de sedantes o ansiolíticos, ambos remedios claramente perjudiciales. Cuando una persona está al límite de sus posibilidades no hay que llevarle a dormir, pues los problemas serán aún mayores cuando se despierte. Hay que fortalecerle, quizá ayudarle, hacer que sea más inteligente y eficaz.

Un estrés mantenido con una dieta perjudicial provoca un envejecimiento acelerado del organismo, efecto que sería más importante si se le añade la base genética y los tóxicos individuales o ambientales. La personalidad pro-longeva actúa de modo mucho más favorable ante las situaciones de estrés, haciendo al organismo más resistente y por consiguiente el método más lógico de ataque parece ser el de reforzar los hábitos pro-longevos y eliminar los anti-longevos.

La cuestión estriba en cómo realizar un proceso que culmine en el establecimiento de nuevos hábitos pro-longevos. Esto resulta harto complejo, ya que estos se han establecido en la historia individual de cada sujeto, y en las manos de una sociedad dada, por lo tanto, es una tarea difícil, más no imposible.

Es razonable pensar entonces que el envejecimiento del sistema endocrino determine en el organismo, o al menos influya, en el proceso de envejecimiento en estos sistemas integradores, por lo que resulta crucial en la actividad del cuerpo visto de conjunto.

Teoría de pérdida de células cerebrales y envejecimiento o teoría cibernética

La teoría cibernética de envejecimiento sugiere que el sistema nervioso central es un marcapaso del envejecimiento corporal. La teoría establece qué cambios en el hipotálamo y en el sistema endocrino resultan en una disminución de la secreción de hormonas, como la hormona tiroidea y corticoides esteroidales. Además, de que una alteración de los niveles de dopamina en el cerebro, podrían potenciar el desarrollo de enfermedades como el Parkinson.

Metabolismo de la energía

En 1908, el fisiólogo Max Rubner descubrió una relación entre la tasa metabólica, el tamaño del cuerpo, y la longevidad. En resumen, las especies animales de larga vida son en promedio más grandes – como se detalla antes- y gastan menos calorías por gramo de masa corporal que las especies más pequeñas y de corta duración. La hipótesis de consumo de energía indica que los animales nacen con una cantidad limitada de alguna sustancia, la energía potencial o capacidad fisiológica y cuanto más rápido lo utilizan, más rápido se va a morir. Más tarde, esta hipótesis se convirtió en la tasa de la teoría de la vida: cuanto más rápida sea la tasa metabólica, más rápida es la actividad bioquímica, y más rápido será el envejecimiento. En otras palabras, los resultados del envejecimiento dependen a la velocidad en que se vive la vida. Esta hipótesis está de acuerdo con los rasgos de historia de vida de los mamíferos, en los que una edad avanzada se asocia con retraso en el desarrollo y la lenta tasa de reproducción.

Varios experimentos han arrojado dudas sobre la hipótesis del consumo de energía. Por ejemplo, las ratas que se mantuvieron a temperaturas más bajas consumen un 44% más que los ratones control y sin embargo no envejecen más rápido. De hecho, los ratones con mayores tasas metabólicas pueden vivir un poco más. Las mutaciones en la proteína tau en los hámsteres aumentan las tasas metabólicas y extiende la vida útil. Por último, las tasas metabólicas, cuando están correctamente normalizadas para el tamaño del cuerpo, no se correlacionan con la longevidad en los mamíferos. Aunque es probable que el metabolismo de la energía desempeñe un papel en el envejecimiento, o no está claro cómo se produce este. Una hipótesis es que el metabolismo de la energía está vinculado a la señalización de la insulina. Hay una relación entre la tasa metabólica, el tamaño del cuerpo, y la longevidad. En resumen, las especies animales de larga vida son en promedio más grandes y gastan menos calorías por gramo de masa corporal que las especies más pequeñas y de corta duración.

La hipótesis de consumo de energía indica que los animales nacen con una cantidad limitada de alguna sustancia, la energía potencial o capacidad fisiológica, y cuanto más rápido lo utilizan, más rápido van a morir.

En otras palabras, el envejecimiento tiene una relación directa con la velocidad a la que se vive, por eso debemos reconsiderar el papel de ejercicio físico y las ambiciones sociales en la longevidad. Le recordamos que los superatletas tienen un promedio de vida corto.

Telómeros y telomerasa

Un tema relacionado con el envejecimiento celular in vitro es el hecho de que los telómeros o partes que protegen las cadenas de ADN y proteínas asociadas, están presentes en los extremos de los cromosomas, se acortan cada vez que una célula se divide, y este acortamiento "cuenta" el número de divisiones que ha experimentado una población celular. En resumen: los telómeros protegen a los cromosomas, apoyan la trascripción exacta del ADN, y se acortan durante la división celular. Eventualmente, el telómero es demasiado corto para permitir una nueva mitosis, lo que podría causar el fin de la capacidad mitótica o límite de Hayflick. Si el telómero se conserva íntegro, la división se realiza correctamente. Por el contrario, hay ciertas células que parecen inmortales y previenen el acortamiento de los telómeros gracias a la actividad de una enzima, la telomerasa. Se trata de las células cancerosas. Esta telomerasa se encuentra en casi toda célula cancerosa humana, pero en menor cantidad en las células normales.

La capacidad finita para dividirse en cultivo es una característica de todas las células normales, pero si se las cultiva in vitro o in vivo son mortales, mientras que las células cancerosas tienden a ser inmortales en ambas circunstancias. Parece que estas células anormales inmortales han hallado una forma de impedir el acortamiento de sus telómeros en cada división, confiriéndoles de esta manera inmortalidad. Las células, tanto las inmortales como las mortales, producen la enzima llamada telomerasa, que mantiene el telómero íntegro, aunque su producción se agota. Los autores de esta teoría han sido galardonados con el premio Nobel en 2009.

Los primeros años

Cuando los cromosomas eucarióticos condensados se visualizan en un microscopio de luz, vemos que son esencialmente estructuras lineales con nada que distinga los extremos del resto del cromosoma. O sea, el telómero no es visible. Por lo tanto, los primeros citólogos no tenían ninguna necesidad de nombrar de manera específica esta parte del cromosoma.

La sugerencia inicial de que los extremos de los cromosomas tenían características especiales, provino del análisis de los primeros mutantes de la mosca común *Drosophila*, creados artificialmente y tratados con rayos X por Herman Muller a finales de 1920. Muller recuperó muchas moscas con una amplia gama de anomalías genéticas, incluyendo inversiones, deleciones (pérdida de un fragmento en el ADN), y otros reordenamientos resultantes de la rotura y la fusión de los cromosomas, pero nunca encontró mutantes con deleciones o inversiones que implican los extremos naturales de los cromosomas.

Muller resume casi una década de su trabajo en una conferencia clásica, cuando concluyó que *"... el gen terminal debe tener una función especial, la de sellar el extremo de los cromosomas, por así decirlo, y que por alguna razón un cromosoma puede no persistir indefinidamente sin tener por lo tanto sus extremos sellados."*

Después de explicar que una diferencia entre el gen terminal y los otros es que es unipolar, con genes en un solo lado de la misma, Muller deduce que *"... no se puede hacer que funcionen adecuadamente los unipolares por el simple procedimiento de romperlos y soltarlos de sus conexiones en un lado."* Para nombrarlos mejor, Muller acuñó el término de telómeros para este gen terminal utilizando el griego, que significa simplemente "parte final", reconociendo que en esta región del cromosoma pasaba algo raro con el trascurrir del tiempo.

La expresión de los genes en los cromosomas curados suele ser estable, por lo menos hasta la próxima generación

Cuando en la década de 1970, se descubre los mecanismos de replicación del ADN, se averigua que se requiere un cebador de ARN para la iniciación de este proceso, pero que se puede perder. La pérdida de 10 ó 12 nucleótidos (o más, si el último cebador no está colocado en el final) en cada división celular, plantea problemas importantes para de larga vida de las células eucariotas multicelulares, especialmente en los seres humanos y posteriores generaciones. De hecho, según la "Teoría de la Marginotomy" de Olovnikov, la pérdida de secuencias terminales resultantes del problema de replicación terminal, llevaría a la senescencia.

Nuestro organismo se defiende, pues no le gusta el envejecimiento, y las bacterias eliminan ADN usando cromosomas circulares, y sólo las copias al final se enfrentan al problema.

El descubrimiento de repeticiones simples en los extremos de los cromosomas de levadura, confirmó que los extremos de los cromosomas eucarióticos más grandes tenían una estructura similar. Presumiblemente, estas simples repeticiones de alguna manera defienden a los cromosomas contra el problema de la replicación terminal y otras agresiones a su integridad.

Uno de los más sorprendentes avances en la estructura de los telómeros fue el descubrimiento de que con la ayuda de la TRF2, una proteína de unión al ADN de los telómeros, puede ayudar a ocultar el extremo de la molécula y evitar el daño al ADN.

El ADN telomérico se recubre con proteínas especializadas para proteger el terminal del cromosoma y la ruptura de la doble cadena.

Debido a que una función clave de los telómeros es evitar que los extremos de los cromosomas naturales formen asociaciones de extremo a extremo, la presencia de estas proteínas de reparación del ADN contribuye a la estabilidad del genoma, actuando como centinelas para vigilar la integridad de la tapa de los telómeros.

Sin embargo, con frecuencia estas mismas proteínas de reparación del ADN pueden ser reclutadas para los telómeros debido a su parecido con roturas de la doble hebra, y actúan inhibiendo las vías de reparación, en lugar de activarlas.

Funciones de los telómeros

Los telómeros representan estructuras esenciales para las células, pues evitan la fusión cromosómica, desempeñan un importante papel en mantener la estabilidad cromosómica y participan tanto en la meiosis como en la mitosis.

Sin embargo, su función más notoria es la de servir como un reloj mitótico que mide y regula el número de las divisiones celulares. Los telómeros se acortan con cada división celular y el número de divisiones que la célula puede experimentar se correlaciona con la longitud de los telómeros. Este acortamiento pudiera eliminar genes indispensables para la vida o silenciar genes cercanos por el efecto de posición del telómero. Una longitud crítica pudiera ser la señal para la entrada en la senescencia celular. Sin embargo, hay que tener presente que no está relacionada con la edad biológica del organismo.

La actividad de la telomerasa varía en diferentes etapas de la vida. Se ha detectado en ovarios y testículos en fetos, recién nacidos y adultos, pero no en óvulos ni espermatozoides maduros. El blastocito (etapa temprana del desarrollo embrionario que aparece a los 4-6 días después de la fecundación y antes de su implantación en el endometrio) y la mayoría de los tejidos somáticos de 16 a 20 semanas de desarrollo, exhiben un alto nivel de telomerasa que desaparece después del nacimiento. También es alta en tejidos adultos con una intensa proliferación celular como en las células endoteliales y el endometrio. En otras células puede ser inducida en determinadas etapas de la vida, como ocurre con la activación de los linfocitos T y los B.

Esta función de los telómeros los relaciona de inmediato con la transformación cancerosa. En uno de los primeros trabajos sobre el tema se encontró que en células cultivadas de 18 diferentes tejidos humanos, 98 de cada 100 inmortales y ninguna de 22 mortales, mostraban actividad de telomerasa. Asimismo, 90 de 101 biopsias de 12 tipos de tumores y ninguna de 50 de tejidos somáticos normales, poseían actividad de la enzima.

Estudios posteriores han confirmado una actividad incrementada de telomerasa en cáncer de mama, próstata, astrocitomas y otros. Estos hallazgos pudieran tener importantes implicaciones clínicas. La determinación de la actividad de telomerasa pudiera ser utilizada para el diagnóstico precoz del cáncer en pruebas no invasivas y los inhibidores selectivos de la enzima pudieran ser usados como agentes antitumorales con un alto grado de selectividad para las células transformadas.

Bien, pero hay entonces un problema médico paradójico: si la telomerasa alarga la vida y la salud al actuar en las células sanas, también agudizará la longevidad de las células tumorales. No es así, pues las células tumorales son independientes y no dependen del organismo que las alberga, hasta el punto en que elaboran su propia telomerasa. Un símil para comprender esto sería someter a un enfermo de cáncer a una decrepitud privándole de los alimentos y el agua necesarios, con la pretensión de que se mueran las células tumorales por carencias nutricionales. No es así, y el cáncer seguiría su avance imparable, ahora agudizado por el estado caquéxico del enfermo cuyo organismo no tendría capacidad de resistir con fuerza a las células cancerosas.

Replicación de los telómeros

En la estructura de los telómeros predomina la zona de repeticiones en la doble hebra, y solamente el extremo terminal presenta la estructura monofibrilar. Aunque la telomerasa es necesaria para mantener la longitud de los telómeros, esta enzima sólo alarga la hebra G, mientras que la replicación de la hebra C debe hacerse por el sistema convencional de las polimerasas. En levaduras mutantes para la polimerasa A y la proteína replicativa C (RFC), tienen alteraciones en la síntesis de los telómeros. Tanto en levaduras, en humanos, como en otros organismos, los telómeros se replican al final de la fase S.

La replicación de los telómeros es sólo necesaria para compensar la pequeña y lenta pérdida de ADN que resulta de la replicación incompleta, por lo tanto debe ser considerada como una función de reparación. En este proceso, el ADN telomérico no tiene exactamente la función de molde. In vitro, la telomerasa de Tetrahymena puede añadir hasta 500 nt antes de separarse del ADN.

La síntesis de la hebra C por el sistema convencional de las polimerasas generaría una larga molécula bifibrilar con un extremo monofibrilar de 8 a 12 nucleótidos, que es un buen sustrato para la telomerasa.

El estado dinámico de los telómeros depende de varios factores, entre ellos, la procesividad de las telomerasas, la frecuencia de su acción sobre cada telómero particular y la velocidad de degradación del ADNt. Las PT como el hTRF1 también pueden regular su longitud.

Se ha visto que en levaduras, un mutante (TEL1) deficiente en la regulación de los telómeros es homólogo de 2 genes implicados en la regulación del ciclo celular: el MEC1 en levaduras y el de la ataxia telangiectásica (ATM) en humanos, lo cual apunta a un vínculo entre la replicación de los telómeros y el ciclo celular.

Telomerasa

La mayoría de los organismos poseen telómeros originados de muchas copias de repeticiones cortas y sencillas, y aunque la secuencia exacta varía de un organismo a otro, las características generales son las mismas.

Un organismo puede albergar 20.000 telómeros y la información para guiar la síntesis en las repeticiones pasó a llamarse telomerasa, una transcriptasa inversa (una enzima de tipo ADN-polimerasa, que tiene como función sintetizar ARN de doble cadena). La telomerasa lleva su propia plantilla de ARN que es utilizado para la replicación del ADN.

¿Cómo reaccionan los telómeros por la telomerasa?

Una predicción importante es que los organismos deben contener plantillas específicas en el ARN de la telomerasa, dirigiendo así la adición de repeticiones teloméricas sobre el final del cromosoma.

Es seguro que nuestra supervivencia como especie depende vitalmente de la telomerasa, sin embargo, la enzima es activa en la línea germinal, asegurándose de que nuestra descendencia herede un genoma completo.

Si la telomerasa es esencial para la replicación completa de los cromosomas, entonces la pérdida de esta actividad debe tener consecuencias desastrosas tanto para el genoma, como para el organismo en su conjunto. Predicción que fue verificada in vivo en ratones. En ausencia de telomerasa, los telómeros se acortan en cada generación y mientras que las primeras generaciones eran relativamente sanas y fértiles, después de cinco generaciones, los defectos de desarrollo eran evidentes en los órganos con una alta capacidad de regeneración celular. A partir de la quinta generación, las células germinales masculinas eran menos abundantes, y en la sexta generación, hubo una pérdida completa de la espermatogénesis. Los testículos de los ratones de la sexta generación pesaban sólo el 20% de los testículos comparativos, con una disminución notoria en las células de espermatogénesis altamente proliferativas.

La línea germinal femenina era funcional en una generación más, pero también se derrumbó, y se produjeron ratones de telomerasa nula en la séptima generación. Esos ratones también mostraron problemas con la hematopoyesis, y una capacidad reducida para responder a tensiones tales como la cicatrización de heridas.

La aparición de estas anormalidades se correlacionó con la aparición de fusiones cromosómicas y los análisis revelaron la inestabilidad del genoma, aparentemente provocado por la fusión de los extremos de los cromosomas.

La investigación actual se centra en gran medida en las interacciones entre los telómeros y los componentes de la replicación del ADN, la reparación, y la maquinaria de recombinación. Las funciones de las proteínas de reparación del ADN de los telómeros varían considerablemente entre las diferentes células.

Envejecimiento y telomerasa

Leonard Hayflick en los años 60, insistió en que las células humanas normales, tenían una vida finita. Después de aproximadamente 50 divisiones celulares, la población entraba en una fase de senescencia, donde se detiene la mitosis. Olovnikov en 1973, sugirió que este lapso de vida finita podría resultar del material genético que se pierde en el problema de replicación terminal. El posterior descubrimiento de la telomerasa y su capacidad para replicar los confines del cromosoma, sugirió que la enzima no era activa en estas células mortales. Esta conjetura fue finalmente validada por una encuesta en 22 poblaciones de células humanas mortales que encontró que ninguna de ellos tenía la actividad telomerasa detectable, mientras que el 98 de 100 de las inmortales expresaban telomerasa, tal y como se reafirmó en 1994.

En la mayoría de tipos de células, la telomerasa es ya sea indetectable o activa a niveles muy bajos. Sin embargo, *la telomerasa es muy activa en las células que se dividen rápidamente, como las células que recubren los pulmones y el tracto gastrointestinal, las células en la médula ósea y células del feto en desarrollo*. La telomerasa permite que estas células se dividan muchas veces sin llegar a ser dañadas o entrar en apoptosis.

El trabajo dirigido por Cal Harley en la Universidad McMaster también apoyó la conexión entre la longitud de los telómeros y el envejecimiento celular, primero mediante la demostración de que el ADN telomérico se acorta in vitro y luego al mostrar que la longitud de los telómeros en fibroblastos es un buen predictor de su capacidad para replicarse in vitro. Esta hipótesis de los telómeros en el envejecimiento, recibió apoyo unos pocos años después con la demostración de que el gen TERT (telomerasa transcriptasa inversa), proporciona instrucciones para la fabricación de un componente de la telomerasa, el cual puede ser suficiente para conferir una capacidad enormemente extendida para la división celular y, posiblemente, la inmortalidad.

El estudio de las células cancerosas y su limitada capacidad para la proliferación celular sin esta enzima, sugirieron que podría ser un objetivo útil para medicamentos contra el cáncer.

En los órganos humanos que dependen de la capacidad continuada para proliferar a lo largo de nuestras vidas (epitelio de la piel, mucosa intestinal, etc.), la telomerasa se expresa, pero en la mayoría de los tejidos somáticos, sin embargo, la telomerasa es generalmente indetectable y los telómeros se acortan con la edad.

Las correlaciones entre los telómeros cortos en las células blancas de la sangre y el aumento de la mortalidad humana y la enfermedad cardiovascular, son notorias, aunque no está claro si los telómeros cortos son una causa o un efecto (o ninguno).

Activación de la telomerasa

"Ahora hemos encontrado una manera de alargar los telómeros humanos en hasta 1.000 nucleótidos, dar marcha atrás al reloj interno en estas células por el equivalente de muchos años de la vida humana", dijo Helen Blau PhD, profesora de microbiología e inmunología de Stanford y directora de la universidad Baxter Laboratorio de Biología de Células madre". "Esto aumenta considerablemente el número de células disponibles para estudios como prueba de medicamentos o el modelado de la enfermedad."

Los investigadores utilizaron ARN mensajero modificado para extender los telómeros. El ARN lleva instrucciones de los genes en el ADN a las fábricas de proteínas de decisiones de la célula y el ARN usado en este experimento contenía la secuencia codificante para el TERT, el componente activo de la enzima natural telomerasa. La telomerasa es expresada por las células madre, incluidas las que dan lugar a las células de esperma y óvulos, para asegurar que los telómeros de estas células permanecen en plena forma para la próxima generación. La mayoría de los otros tipos de células, sin embargo, expresan niveles muy bajos de telomerasa.

El efecto transitorio, una ventaja

La técnica desarrollada recientemente tiene una ventaja importante sobre otros métodos potenciales: es temporal. El ARN modificado está diseñado para reducir la respuesta inmune de las células en el tratamiento y permitir que el mensaje de TERT llegue sin modificarse, aunque se disipa y desaparece dentro de aproximadamente 48 horas. Después de ese tiempo, los telómeros recién alargados comienzan a acortarse progresivamente de nuevo con cada división celular.

A nivel biológico, esto significa que las células tratadas no van a dividirse indefinidamente, lo que las haría demasiado peligrosas para usar como una terapia potencial en humanos, debido al riesgo de cáncer.

Este nuevo enfoque allana el camino hacia la prevención o el tratamiento de enfermedades del envejecimiento.

Los investigadores encontraron que tan sólo tres aplicaciones de la ARN modificado durante un período de unos pocos días podrían aumentar significativamente la longitud de los telómeros en las células de los músculos y la piel humanos. Una adición de 1.000 nucleótidos representa un aumento de más del 10 por ciento en la longitud de los telómeros, las células tratadas se dividen aproximadamente 28 veces en el caso de la piel, y cerca de tres veces más las células musculares.

Esta técnica es no inmunogénica y actúa en unos pocos días para revertir el acortamiento de los telómeros que se produce desde hace más de una década de envejecimiento normal. Esto sugiere que el tratamiento podría ser breve e infrecuente.

Usos potenciales para la terapia

"Este nuevo enfoque allana el camino hacia la prevención o el tratamiento de enfermedades del envejecimiento y hay enfermedades genéticas asociadas con acortamiento de los telómeros que podrían beneficiarse de este tratamiento potencial.

Este hallazgo no sólo tiene implicaciones para la comprensión de cómo las células funcionan -o no funcionan- en la formación de nuevo músculo, sino que también ayuda a explicar la limitada capacidad de crecer las células afectadas en el laboratorio para su estudio.

"Este estudio es un primer paso hacia el desarrollo de la extensión de los telómeros para mejorar las terapias con células y para tratar posiblemente trastornos de envejecimiento acelerado en los seres humanos", dijo John Cooke MD, un co-autor del estudio, anteriormente profesor de medicina cardiovascular de la Universidad de Stanford y en la actualidad presidente de ciencias cardiovasculares en el Instituto de Investigación Metodista de Houston.

También hay implicaciones para el tratamiento de enfermedades del envejecimiento, como la diabetes y enfermedades del corazón.

Las mutaciones interfieren con la función de la telomerasa, lo que lleva al mantenimiento del deterioro de los telómeros y la reducción de la longitud del telómero. Las células que se dividen rápidamente son especialmente vulnerables a los efectos de los telómeros acortados. Como resultado, las personas con disqueratosis congénita pueden experimentar una variedad de problemas que afectan a las células que se dividen rápidamente en el cuerpo, como las células de los folículos de las uñas, cabello, piel, mucosa de la boca (mucosa oral), y la médula ósea.

La rotura y la inestabilidad de los cromosomas resultantes del mantenimiento de los telómeros inadecuados, pueden conducir a cambios genéticos que permiten que las células se dividan de forma incontrolada, lo que resulta en el desarrollo de cáncer en algunas personas con disqueratosis congénita.

Telomerasa y enfermedades relacionadas

Disqueratosis congénita

Causada por mutaciones en el gen TERT (telomerasa transcriptasa inversa).

Al menos 18 mutaciones en el gen TERT se han identificado en las personas con disqueratosis congénita. Este trastorno se caracteriza por cambios en la coloración de la piel, manchas blancas dentro de la boca (leucoplasia oral), y las uñas de manos y pies anormalmente formados (distrofia ungueal). Estas personas tienen un mayor riesgo de desarrollar varias enfermedades potencialmente mortales, como el cáncer y fibrosis pulmonar y muchos también desarrollan anemia aplásica, también conocida como insuficiencia de la médula ósea, que se produce cuando la médula ósea no produce suficientes células sanguíneas nuevas.

Gen TERT

La enzima telomerasa consta de dos componentes principales que trabajan juntos. El componente producido a partir del gen TERT se conoce como hTERT. El otro componente se produce a partir de un gen llamado TERC y se conoce como hTR. El componente hTR proporciona una plantilla para crear la secuencia repetida de ADN que la telomerasa agrega a los extremos de los cromosomas. El componente hTERT luego agrega el nuevo segmento de ADN a los extremos del cromosoma.

Las mutaciones interfieren con la función de la telomerasa, lo que lleva al mantenimiento del deterioro de los telómeros y la reducción de su longitud. Las células que se dividen rápidamente son especialmente vulnerables a estos efectos y, como resultado, pueden experimentar una variedad de problemas en las células de los folículos de las uñas, cabello, piel, mucosa de la boca y médula ósea.

La rotura y la inestabilidad de los cromosomas resultantes del mantenimiento de los telómeros inadecuados, pueden conducir a cambios genéticos que permiten que las células se dividan de forma incontrolada, lo que resulta en el desarrollo de cáncer.

Anemia aplásica

Las mutaciones del gen TERT se han encontrado en personas con anemia aplásica, una forma de insuficiencia de la médula ósea que se produce sin las otras características físicas de disqueratosis congénita.

Los investigadores sugieren que las mutaciones que afectan a diferentes partes de la enzima telomerasa pueden dar cuenta de la ausencia de estas características. Algunos creen que la anemia aplásica causada por mutaciones del gen TERT, puede llegar a representar una forma de aparición tardía de disqueratosis congénita, en la cual las características físicas como la distrofia ungueal son leves y pueden no ser perceptibles.

Cánceres

Las mutaciones en el gen TERT se han asociado con un mayor riesgo de diversos tipos de cáncer, en particular melanoma y leucemia mieloide aguda. Los investigadores sugieren que estas mutaciones pueden afectar el mantenimiento de los telómeros y dar lugar a daños en el ADN. El daño a los genes que ayudan a controlar el crecimiento y desarrollo de las células, puede causar un crecimiento celular incontrolado y conducir al desarrollo de estos tipos de cáncer.

Fibrosis pulmonar idiopática

Al menos 23 mutaciones en el gen TERT se han identificado en personas con la enfermedad pulmonar progresiva o fibrosis pulmonar idiopática. Las mutaciones en este gen se han encontrado en los casos de fibrosis pulmonar familiar y, con menor frecuencia, en casos aislados. Algunos individuos con fibrosis pulmonar idiopática debido a mutaciones del gen TERC, tienen miembros de la familia con otras características de disqueratosis congénita, tales como anemia aplásica o cáncer.

Las mutaciones en el gen TERT reducen o eliminan la función de la telomerasa, lo que permite que los telómeros se acorten cuando las células se dividen. Los telómeros acortados se dividen rápidamente, como las células que recubren el interior de los pulmones, y mueren prematuramente.

La fibrosis pulmonar idiopática es una enfermedad compleja que probablemente es causada por una combinación de factores genéticos y ambientales. Los estudios sugieren que muchas personas afectadas con mutaciones del gen TERT también pueden haber estado expuestas a factores de riesgo ambientales, como el humo de cigarrillos o ciertos tipos de polvo o vapores de disolventes. Es posible que las mutaciones en el gen TERT aumenten el riesgo de desarrollar fibrosis pulmonar idiopática de una persona, y luego la exposición a ciertos factores ambientales puede desencadenar la enfermedad.

Perspectivas

El descubrimiento de la singular estructura nucleoproteínica de los telómeros y su conservación filogenética estructural y funcional, demuestran el carácter esencial de esas estructuras para la vida de la célula. La existencia de las telomerasas soluciona el viejo problema sobre la replicación de los extremos de moléculas lineales de ADN. Sin embargo, estos hallazgos plantean nuevos problemas. Entre ellos está determinar la función del ARNtl en la zona que no funciona como molde y su posible participación en la catálisis enzimática. Los factores que regulan la actividad de la enzima por una parte y la longitud de los telómeros por otra, hace necesario dilucidar los mecanismos moleculares que vinculan los telómeros con la regulación de la proliferación celular. También será interesante y trascendental la posible aplicación de estos conocimientos para el diagnóstico y tratamiento de enfermedades proliferativas, especialmente el cáncer. Para dar respuesta a estos y otros problemas deben encaminarse las futuras investigaciones.

La actividad telomerasa está sobreexpresada en la mayoría de los tumores humanos, mientras que está ausente o presente a bajos niveles en la mayor parte de los tejidos adultos de senectud. Se ha demostrado que la introducción de TERT en células humanas en cultivo es suficiente para reconstruir actividad telomerasa y para permitir el crecimiento inmortal de estas células; así mismo, la telomerasa coopera con oncogenes en el proceso de transformación de células normales a tumorales. De acuerdo con esto, la inhibición de telomerasa en tumores sería una manera efectiva de frenar el crecimiento tumoral. Sin embargo, nos encontramos con una desregulación de la expresión de la telomerasa en células somáticas implicada en la oncogénesis, no atribuible a la telomerasa en sí misma o regulada.

En contraste con lo que ocurre en tumores, los telómeros se acortan en las células mortales y en la mayor parte de los tejidos somáticos adultos, por lo que contribuiría a los fenómenos de envejecimiento caracterizados por una disminución de la capacidad proliferativa y de regeneración tisular.

Además, todo esto plantea un cambio en el desarrollo de aproximaciones terapéuticas dirigidas a los telómeros o la telomerasa. "Nuestros resultados sugieren que los telómeros y la telomerasa son dianas potenciales en la terapia contra los tumores pero de una forma totalmente nueva," indica Karl-Lenhard Rudolf, codirector del trabajo y director científico del Leibniz Institute fo Age Research. La visión establecida hasta la fecha asumía que para que un tratamiento en el que se suprimiera la actividad de la telomerasa tuviera efecto, debía de esperarse a que los telómeros se acortaran tras sucesivas divisiones y esto indujera la senescencia de las células. Tras los resultados obtenidos, la inhibición de la telomerasa tendría un efecto más rápido en las células tumorales con alteraciones cromosómicas numéricas, ya que ante la falta de actividad telomerasa, las células no serían capaces de aliviar el estrés producido en los telómeros. Del mismo modo, la inducción de este tipo de estrés telomérico en las células tumorales podría contribuir a su eliminación. Algo similar a lo que recientemente desarrolló un equipo del CNIO que encontró que bloqueando una de las proteínas que estabilizan el telómero se frenaba la progresión del cáncer de pulmón. Falta por saber qué efecto tendría en las células sanas y si es posible acortar los telómeros selectivamente.

TEORÍAS BASADAS EN FENÓMENOS ALEATORIOS

Las teorías modernas del envejecimiento, están basadas en fenómenos aleatorios que pueden ser resultados de accidentes provocados a nivel molecular y pueden afectar a importantes moléculas. Se basan en el concepto de que el envejecimiento no se desarrolla de acuerdo a un plan maestro, sino como resultado de acontecimientos casuales. Entre estas teorías, se hace mención de algunas: Teoría del desgaste natural, Teoría del ritmo de vida, Teoría de acumulación de productos de desecho, Teoría del entrecruzamiento, Teoría de los Radicales libres, Teoría del Sistema inmunitario, Teoría de errores y reparaciones, Teoría del orden que se desordena.

De estas teorías, se hablará someramente de algunas de ellas, las más interesantes y vigentes:

Teoría del desgaste natural

Establece que los animales envejecen porque sus sistemas vitales acumulan daños por el desgaste o estrés de la vida de cada día, y erosionan las actividades bioquímicas normales que acontecen células, tejidos y órganos. Eso se debería a que el desgaste natural molecular afecta directamente a las mitocondrias o centrales eléctricas que aportan la energía para todas las actividades celulares.

Teoría del desgaste de órganos y tejidos

Esta teoría propone que cada organismo estaría compuesto de partes irremplazables y que la acumulación de daño en sus partes vitales llevaría a la muerte de las células, tejidos, órganos y finalmente del organismo.

El cuerpo humano, al igual que una máquina, envejece debido al uso continuo y como resultado de "agravios" acumulados en el cuerpo (estrés interno y externo), incluyendo la acumulación de materiales dañinos como subproductos químicos del metabolismo. Las irreemplazables células del corazón y del cerebro, cuando se lesionan, mueren, aunque sea a una edad temprana. Los trasplantes no han podido evitar el envejecimiento y la muerte a corto plazo es inevitable porque aunque proporcionan alivio durante algún tiempo, no han podido evitar el deterioro general.

Teoría de la acumulación de productos de desecho

Se observa que con el paso del tiempo se van acumulando diversos cuerpos pigmentados, como la lipofucsina (residuo de la descomposición y absorción de los glóbulos sanguíneos dañados que se encuentra en el músculo cardiaco y los músculos lisos,) la cual sería la responsable del envejecimiento celular, especialmente de las neuronas o las fibras musculares estriadas.

Hay pruebas de que numerosos productos de desecho se va acumulando en muchos tipos de células a medida que un animal o persona envejecen. Los metales pesados y otros metales o metaloides, pueden ser un factor muy negativo en la salud.

Teoría del entrecruzamiento

La teoría sugiere que el entrecruzamiento químico que ocurre en proteínas, lípidos y DNA, como resultado a la exposición a factores ambientales y de la dieta, producen cambios en las características físicas de sustancias como el colágeno y la elastina. Con el tiempo, los enlaces cruzados aumentan y los tejidos se vuelven menos plegables y en realidad, se encogen. Esto se manifiesta en la conducta de nuestros órganos, por ejemplo, en la piel que se va haciendo acartonada y no recuperable.

Teoría de los radicales libres

Recordamos que se refiere a una reacción química compleja que se produce cuando ciertas moléculas sensibles de las células, se encuentran con el oxígeno y se separan para formar elementos sumamente reactivos. Estos fragmentos moleculares se llaman radicales libres, los cuales son inestables e intentan unirse con cualquier otra molécula que casualmente esté cerca, la cual podría quedar desactivada u obligada a actuar defectuosamente.

La teoría descansa en que los radicales libres están involucrados tanto en la formación de los pigmentos de la edad, como en la formación de entrecruzamientos en ciertas moléculas y dañan el ADN. Se han visto también implicados en la formación de las placas neuríticas características de la demencia del tipo Alzheimer.

La teoría de los radicales libres puede vincularse también a la teoría del ritmo de vida, a la teoría de la mutación y a la del desgaste natural. Sobre esta teoría, hay evidencias experimentales que confirman que los radicales libres dañan la función celular y que están relacionados con las enfermedades asociadas con la edad como la aterosclerosis, artritis, distrofia muscular, cataratas, disfunción pulmonar desórdenes neurológicos, declinación del sistema inmune e incluso el cáncer. Hoy en día, la teoría de los radicales libres ha sido ampliamente aceptada y sirve como fundamento de numerosas hipótesis que sirven para explicar la participación de ciertas substancias en la mutagénesis, cancerogénesis y en el envejecimiento.

No obstante, no es seguro que la administración de antioxidantes pueda retrasar claramente la aparición del cáncer, las enfermedades cardiovasculares, las enfermedades degenerativas del sistema nervioso central y la depresión del sistema inmunitario. Es por ello que uno de los aspectos más interesantes del estudio de los radicales libres, es lo que nos dicen no sólo sobre el envejecimiento sino sobre la prevención de las enfermedades y cómo activarlos, así como su real papel de ese supuesto enemigo interno (ROS) que conspira para nuestra muerte y que se hace más patente con la edad.

Teoría inmunológica

El sistema inmunitario es la línea de defensa más importante contra toda sustancia proveniente del exterior que pueda entrar en nuestro cuerpo. Sus armas son variadas, y las células blancas de la sangre pueden desactivar y digerir invasores como las bacterias y los virus. Otras células blancas producen anticuerpos que circulan por la sangre y desactivan las sustancias extrañas y las preparan para ser digeridas por otras células.

La teoría inmunitaria del envejecimiento descansa sobre la premisa de que con la edad, disminuye la capacidad del sistema inmunitario para reproducir anticuerpos en cantidades adecuadas y de la clase indicada. Y no sólo, sino que el sistema inmunitario envejecido se puede equivocar produciendo anticuerpos contra proteínas normales del cuerpo, pudiendo destruirlas, de ahí vienen las llamadas enfermedades autoinmunes. Algunas las padecen no solamente las personas mayores, pero otras sí, como lo son la rigidez articular, trastornos reumáticos y ciertas formas de artritis. La función del sistema inmunitario es la de conservar la integridad química del cuerpo e identificar en los tejidos vivos la presencia de cualquier elemento extraño como células cancerosas, células irreparablemente lesionadas, microorganismos o moléculas extrañas que no sean genéticamente adecuada para el cuerpo, e iniciar su inactivación y eliminación. Todos estos descubrimientos nos indican que aún hay mucho que aprender al respecto de las relaciones entre el envejecimiento y la inmunidad. No obstante, las personas longevas mantienen un nivel de defensa contra las microbacterias muy eficaz, producto de su larga experiencia de vida. Han aprendido.

Teoría del orden que se desordena

Los defensores de esta idea sostienen que el desorden molecular creciente es producto de errores moleculares que a su vez causan la cascada de cambios en células, tejidos y órganos que llamamos envejecimiento. Las variaciones en la velocidad del desorden creciente en las moléculas que componen nuestros tejidos puede ser la razón de que unos envejezcan peor que otros y que la velocidad del envejecimiento varíe de individuo a individuo.

TEORÍAS EVOLUCIONISTAS

En 1882 Weissmann propuso formalmente que el envejecimiento era un rasgo evolutivo, una adaptación, que tenía un propósito de mejora. Darwin había sugerido previamente que el envejecimiento era una característica que había surgido por la evolución. Los parámetros esenciales del envejecimiento como la supervivencia media o la longevidad son, según ambos, un rasgo intrínseco de cada una de las especies. Las teorías evolucionistas se fijan en estos rasgos sin excluir cualquier otro, en tanto que las leyes básicas de la evolución se cumplen para todos ellos. Se trata de explicar el mecanismo exacto por el cual surge en el transcurso de la evolución el envejecimiento, y porqué se selecciona una determinada longevidad. La mayor parte de los teóricos actuales han descartado las teorías adaptativas del envejecimiento utilizando uno o varios de los siguientes argumentos:

- Se considera imposible que el envejecimiento pueda ser una adaptación, porque la teoría adaptativa está en conflicto con la teoría de la selección natural.
- El envejecimiento tiene un efecto aparentemente pequeño o despreciable en la adaptabilidad del individuo.
- No se ha demostrado la existencia de un mecanismo que explique la aparición de un rasgo antiadaptativo como el envejecimiento.
- Se duda que el envejecimiento tenga una utilidad evolutiva.

Aunque estos argumentos son discutibles, no anulan en modo alguno el hecho de que los seres vivos tengan capacidad de modular su longevidad.

En general, estas teorías coinciden de hecho en considerar el envejecimiento como un proceso natural programado. Sin embargo, llegados a un punto, se aprecia que el envejecimiento puede ser un precio "que hay que pagar" por otros rasgos que permiten una mayor adaptabilidad a los individuos, probablemente porque es producido por mecanismos que mejoran la eficiencia de otros sistemas del organismo. En toda adaptación indudablemente hay un progreso, pero también un desgaste que no siempre se puede corregir.

Lo que sí es demostrable, es que la adaptación y mejora se percibe en la descendencia, no tanto en el progenitor. Por ello, aunque los padres mueran a edades tempranas, los hijos y nietos pueden ser muy longevos por un aprendizaje genético.

Teoría de la muerte programada

El biólogo alemán August Weissman publicó en 1882 un artículo sugiriendo que la muerte programada era un rasgo genético desarrollado por la evolución (una adaptación) que había surgido gracias a la selección natural, porque producía un beneficio a la especie, aunque perjudicara a los individuos. Weissman pensaba que eliminando los individuos más antiguos de la población, la muerte programada proporcionaba más recursos (como comida y hábitat) para los miembros más jóvenes. De esa forma se destinaba recursos a los animales más jóvenes, mejorando así la capacidad de evolución de las especies. La teoría de Weissmann pasa por alto un requisito implícito de la teoría de la selección natural: el que para que un rasgo pueda tener un valor selectivo, debe expresarse en forma tal que afecte a la capacidad reproductiva del individuo. Además, la crueldad implícita en esta conclusión en detrimento de los ancianos, le aproxima al nazismo durante el cual se asesinaron a los individuos no productivos, enfermos, ancianos y con frecuencia niños recién nacidos.

Teoría de las uniones cruzadas (cross-linking)

Está basada en la observación de que, con la edad, las proteínas, ADN y otras estructuras moleculares desarrollan entre sí uniones inapropiadas. Estas ligaduras innecesarias disminuyen la movilidad y elasticidad de las proteínas y otras moléculas.

Normalmente, las proteínas dañadas son desdobladas por proteasas, pero la presencia de las uniones cruzadas inhibe la actividad de las mismas, por lo que estas proteínas dañadas e innecesarias no son descompuestas y pueden producir alteraciones importantes.

Algunas investigaciones apoyan esta teoría, pues se ha observado que las uniones cruzadas del colágeno son responsables en parte de las arrugas y de otros cambios cutáneos asociados con la edad. También se piensa que la unión cruzada de las proteínas del cristalino cumple una función en el desarrollo de las cataratas.

Teoría de la pleiotropía antagónica

Se debe tener en cuenta que el éxito evolutivo no se valora en términos de supervivencia, sino de éxito reproductivo. Así pues, un organismo muy longevo, pero con muy baja fertilidad, tiene un valor selectivo menor. Este dato no es adecuado para el ser humano, especialmente para el varón, pues su capacidad reproductiva le acompaña toda su vida y con determinados intervalos puede engendrar nuevos descendientes varias veces al mes. Dado que en el medio natural la probabilidad de llegar a viejo es muy variable, el valor selectivo del envejecimiento, como se argumentaba antes, es muy pequeño. En ausencia de presiones naturales, como por ejemplo en cautividad, la longevidad adquiriría rápidamente un beneficio en términos reproductivos. Pero en un escenario de elevada mortalidad, supuestamente, según esta teoría, la presión selectiva sobre algunos genes caería con el tiempo.

Este argumento fue expuesto por primera vez en la década de los 50 y 60 y desarrollado posteriormente por George C.

Williams, quien lo sistematizó bajo el nombre de teoría de la pleiotropía. En ella da cuenta de los cambios correlativos que tienen lugar a lo largo de la evolución. Si la selección natural selecciona un rasgo controlado por un gen que a su vez determina otros rasgos, esos otros rasgos se verán también afectados por el proceso selectivo. Un ejemplo de variación correlativa es la alometría, antagónica del envejecimiento (muchos cambios, también a veces llamada polifanía). Un gen pleiotrópico sería aquel que afecta a varios rasgos a la vez.

La propuesta de Williams es que el envejecimiento está provocado por el efecto combinado de muchos genes pleiotrópicos, cada uno de los cuales tendría un efecto beneficioso al principio de la vida del organismo, siendo más tarde adverso. Su inspiración surge de combinar y extrapolar los presupuestos de Haldane con la teoría de la acumulación de daño de Medawar), en cuanto a la afirmación de que los efectos adversos tendrían un efecto progresivamente menor en la adaptabilidad de un animal a medida que envejece.

Teoría del soma desechable

La idea de un cuerpo de quita y pon es aplaudida para explicar la evolución del envejecimiento -la razón del envejecimiento- aunque es esencialmente una explicación evolutivista. Esta idea se conoce como la teoría del soma desechable, y fue formulada por Thomas Kirkwood a finales de los años 70 y posteriormente desarrollada por él mismo y el eminente genético Robin Hollyday. Hoy, la teoría es vista como un buen marco teórico para comprender el envejecimiento. En su formulación actual, sería como sigue:

(1) El envejecimiento se debe a limitaciones que han surgido en el mantenimiento somático y la reparación, debido a que compite con ellas de forma prioritaria la reproducción.

(2) El envejecimiento, por tanto, es resultado de la acumulación durante la vida de daños en las células y tejidos.

(3) Contribuyen al envejecimiento múltiples mecanismos (puesto que son formas múltiples de mantenimiento somático), todas las cuales están sujetas al mismo proceso de optimización.

(4) Los principales genes que determinan la longevidad y la tasa de senescencia, son genes que especifican los niveles de funciones de mantenimiento (genes de reparación de ADN, enzimas antioxidantes, proteínas de estrés, etc.).

(5) El proceso de envejecimiento es intrínsecamente estocástico (azar), pero la longevidad está programada, en general, a través de los genes que acabamos de mencionar.

(6) La longevidad máxima no está controlada por ningún tipo de reloj, pero si modulable, por ejemplo, modificando la exposición al daño o mejorando las funciones del mantenimiento corporal.

Pero pronto se descubre una dicotomía entre la supervivencia y la reproducción. En esencia, para ser de alguna utilidad, el cuerpo debe sobrevivir al menos hasta la edad reproductiva. De ahí se derivan costes para el mantenimiento de la vida, que consume la mayor parte del alimento tanto a nivel de organismo como a nivel celular. En este último caso, la elevada tasa de daño en el DNA y mutaciones tienen que ser corregidos mediante la síntesis e incorporación de nuevos principios inmediatos.

Verificación de la teoría del soma desechable

Poniendo a prueba las predicciones antedichas, se debería establecer un equilibrio óptimo dentro de este compromiso en el que el mantenimiento del cuerpo se opone al éxito reproductivo. Varios hechos apoyan esta idea: Con excepciones existe una fuerte correlación inversa entre la fecundidad y la longevidad máxima (los ratones serían un ejemplo) y por el contrario, cuando existen factores que aumentan la longevidad, también parece disminuir la fecundidad. En el caso de las mujeres, cuya época fecunda acaba antes que la del varón, la teoría se cumple.

Teoría de pérdida de células cerebrales y envejecimiento o teoría cibernética.

La teoría cibernética de envejecimiento sugiere que el sistema nervioso central es un marcapaso del envejecimiento corporal. La teoría establece que cambios en el hipotálamo y en el sistema endocrino resultan en una disminución de la secreción de hormonas, como la hormona tiroidea y corticoides esteroidales. Además, de que una alteración de los niveles de dopamina en el cerebro, podrían potenciar el desarrollo de enfermedades como el Parkinson.

Teoría del entrecruzamiento

La teoría sugiere que el entrecruzamiento químico que ocurre en proteínas, lípidos y DNA, como resultado a la exposición a factores ambientales y de la dieta, producen cambios en las características físicas de sustancias como el colágeno y la elastina. Con el tiempo, los enlaces cruzados aumentan y los tejidos se vuelven menos plegables y en realidad, se encogen. Esto se manifiesta en la conducta de nuestros órganos, por ejemplo en la piel que se va haciendo blanda y arrugable.

TEORÍAS DE LOS FACTORES EXTERNOS

Hemos destacado los siguientes:

Condiciones de baja iluminación.

Cambios bruscos de la temperatura.

Contaminación ambiental y alimentaria.

Cambios bruscos en la colocación de los objetos y residencia.

El umbral auditivo (ruido no deseable).

La ingestión continuada de fármacos: ansiolíticos, analgésicos, antiinflamatorios, anticolesterol, hipotensores…

Algunos componentes sensoriales, tanto en el lugar de trabajo como en el hogar, pueden ocasionar serios desequilibrios en la salud del anciano, recomendándose especialmente que su entorno esté sometido a los menores cambios posibles. Lo mismo podríamos decir de aquellos utensilios que impliquen fuerza muscular, trabajo intensivo, una ejecución continuada, la fatiga y el estrés, o una precisión en el objetivo. Serán asumidos si la persona lleva años manejándolos, pero conflictivos si se introducen continuamente en la vida normal.

No obstante, y en contra de esta conclusión, es que se necesitan estímulos y nuevos retos para lograr una buena longevidad. Quienes piden ayuda para casi todo y hasta disculpas por ser ancianos, desarrollan una torpeza mental y física creciente.

Se ha observado que, siempre que tienen que llevar a cabo dos o más tareas simultáneamente, las personas de edad se ven en inferioridad de condiciones. Este problema es aún mayor si tienen que entrar en competencia con personas más jóvenes, pues el estrés para poder efectuar el trabajo con eficacia le ocasiona no pocos bloqueos mentales. Quizá sea todo una cuestión de tiempo y de hábitos anteriores o, mejor aún, de seguir aprendiendo a sobrevivir.

Por ello, y teniendo en cuenta que el anciano debe tener una vida activa, con tareas programadas, estas deberán ser familiares y reconocibles, mejor si dispone de bastante experiencia previa en ellas. Mi recomendación personal, es que las personas mayores se incorporen a actividades de aprendizaje en las universidades o centros sociales, que mantengan su cuerpo activo y que, en lo posible, dejen el bastón en sus casas.

Factores externos que afectan positivamente el proceso de envejecimiento

Incremento de la luminosidad medioambiental.

Incremento del tamaño de las letras.

Disposición del mobiliario (por ejemplo: sillones no demasiado bajos).

Evitar la presión ambiental, ni demasiado frío, ni demasiado calor.

Evitar sentirse observado.

Sentirse útil, la más importante.

Aumentar poco a poco el nivel de motivación para nuevas tareas.

El exceso de sol produce vejez prematura

El exceso de sol es la causa principal del envejecimiento prematuro de la piel, responsable de que aumenten las manchas, las arrugas, el adelgazamiento cutáneo y la flacidez, además de otras consecuencias más graves, como son los cánceres de piel. Los especialistas en dermatología insisten en los peligros de las exposiciones solares y en las graves consecuencias que pueden tener a largo plazo.

Para tomar el sol hay que utilizar siempre gafas oscuras para evitar daños en los ojos, una gorra con la visera hacia atrás (la nuca es la zona más sensible), además de cremas con un gran índice de protección solar. De todos modos, los lugares a la sombra serían siempre los más adecuados para los ancianos.

La moda de estar bronceado que surgió en el siglo pasado con la liberación femenina y los nuevos usos sociales que permitían a mujeres y hombres disfrutar del aire libre y el deporte, lo que unido a que el sol dejó de asociarse al mundo del trabajo, influyó de manera decisiva. En poco tiempo la piel bronceada fue sinónimo de libertad, de tiempo libre para dedicar al ocio y de más salud y vitalidad. Sin embargo, con el tiempo aparecieron patologías e inconvenientes que no se habían previsto, entre ellos el envejecimiento precoz.

Los daños de las radiaciones solares son acumulativos, la cantidad de sol que admite una persona es limitada y llega un momento en que comienzan a notarse las alteraciones propias del envejecimiento solar. Aunque el tipo de piel, más o menos clara, contribuye a que el efecto dañino sobre ésta sea mayor, su abuso en todos los casos siempre pasa factura, y al final la exposición a los rayos ultravioleta del Sol son el factor externo más importante y que más influye en el fotoenvejecimiento cutáneo.

HIPÓTESIS DE ORGEL

En esencia, su idea era que los errores en la transcripción del ADN (el proceso en el cual la secuencia de ADN de un gen se copia –transcribe- para hacer una molécula de ARN), conducen a errores en las proteínas que se acumulan con el tiempo y provocan más errores en la transcripción, lo cual crea un bucle de amplificación que finalmente mata a la célula y conduce al envejecimiento. Los errores en la reparación del ADN también podrían afectar a la precisión del flujo de información en las células. De hecho, las proteínas dañadas se acumulan con la edad, y las enzimas pierden actividad catalítica.

Esto puede conducir a la disfunción celular y la acumulación de otras formas de daño. Sin embargo, la hipótesis de Orgel ha sido considerada como poco probable que sea correcta. No obstante, algunas enfermedades relacionadas con la edad podrían deberse a defectos en las proteínas y acumular errores, por lo que la disfunción de proteínas en el envejecimiento es un posibilidad. Los proteasomas son complejos de proteínas que degradan otras proteínas y su expresión disminuye con la edad.

Proteína, daños y autofagia

El envejecimiento ha sido siempre visto como resultado de los errores de muchos tipos. Un primer intento de desarrollar una teoría que envuelve los mecanismos genéticos y proteínas fue esta hipótesis de Orgel (1963). En esencia, su idea era que los errores en la transcripción del ADN, así como errores en proteínas que con el tiempo provocan más errores en la transcripción, producen un bucle de amplificación que finalmente mata a la célula y conduce al envejecimiento. Los errores en la reparación del ADN también podrían afectar a la precisión del flujo de información en las células (1973). De hecho, las proteínas dañadas se acumulan con la edad, y las enzimas pierden actividad catalítica con la edad (Gershon 1970). Esto puede conducir a la disfunción celular y la acumulación de otras formas de daño.

No obstante, la hipótesis de Orgel ha sido considerada como poco probable que sea correcta por varias razones: la alimentación de aminoácidos anormales a los animales para aumentar el número de errores en las proteínas, no resulta en una vida útil más corta (Strehler 1999) y los errores en la síntesis macromolecular no parecen aumentar con la edad: in vitro el envejecimiento de los fibroblastos cultivados no han aumentado los errores de proteínas (Harley 1980) y, de hecho, la senescencia celular parece estar causada por otros mecanismos.

A pesar de que la hipótesis de Orgel no pasó la prueba del tiempo, algunas enfermedades relacionadas con la edad podrían deberse a defectos en proteínas acumulativos y su papel en el envejecimiento es una posibilidad. Por ejemplo, en las moscas, la acumulación de agregados de proteínas se asocia con deterioro de la función muscular con la edad.

Los proteasomas son complejos de proteínas que degradan otras proteínas; su expresión disminuye con la edad y esto ha sido implicado como un factor que contribuye al envejecimiento. Además, la vida media de las proteínas es más larga en los animales más viejos (Friguet 2000). Un estudio encontró evidencia de que la degradación de las proteínas depende de la selección de linajes, donde la longevidad aumenta. Hay estudios que encontraron evidencia de que la estabilidad y homeostasis de las proteínas es mejor en los murciélagos de larga duración y en la rata topo, en comparación con ratones, otro estudio no encontró ninguna evidencia que la reparación de la proteína y de reciclaje se correlacionan con la longevidad en 15 especies de aves y mamíferos.

TEORÍA DE HAYFLICK

La teoría del reloj genético insiste en que hay un número predeterminado de divisiones celulares, a partir del cual no hay nuevas células. Estudios con células en cultivo han mostrado que ciertas células con el tiempo pierden la capacidad de dividirse, pero no todas y las que sobreviven asumen las funciones de ambas.

Apoyando esta teoría tenemos al Dr. Leonard Hayflick, quien aseguró que los fibroblastos humanos tendrían un número limitado de divisiones (más o menos 50), posteriormente dejan de dividirse y por lo tanto mueren.

Observó que la nutrición tiene un efecto en las células, ya que las sobrealimentadas se dividen mucho más rápido que las subalimentadas. La teoría de Hayflick implica la necesidad de enlentecer la división celular para aumentar el tiempo de vida.

TEORÍA DE LA UTILIDAD SOCIAL

Teoría del cese de actividad

Sostiene que como consecuencia del envejecimiento va disminuyendo la actividad y plantean que las personas que mantienen una actividad envejecen más tarde. En este sentido, hay que destacar la mayor longevidad de los artistas sobre los técnicos, pues es fácil que un escritor siga ejerciendo hasta el fin de sus días, lo mismo que un pintor o músico. Para ellos la jubilación no existe y hasta la sociedad admite y promociona el arte a cualquier edad. Es más, un escritor puede que alcance más reconocimiento en la vejez que en la juventud.

Pero lo cierto es que cuando una persona envejece sufre un proceso de desarraigo laboral, siendo apartado de las funciones anteriores que le hacían sentirse útil, dándole a entender que está de sobra, que debe dejar su puesto a los más jóvenes. Esto, que parece cruel, es alentado reiteradamente por el Estado, ofreciendo ayudas laborales y sociales a los jóvenes, hipotecas más ventajosas, y permitiendo las jubilaciones anticipadas, o sea, la exclusión laboral.

Teoría del cambio de poder o rol

Afirma que el envejecimiento aparece por una pérdida de poder: Se pierde salud, se pierde autoridad, disminuye el poder económico, pierden amigos, etc. Los ancestrales ancianos de las tribus, por el contrario, eran sumamente longevos y apreciados por su sabiduría. A los mayores ahora, en occidente, se les arrincona en un sofá y si hay que cuidarles se les lleva a una residencia de ancianos, un lugar en donde solamente verán decrepitud hasta el fin de sus días.

Teoría del desarraigo social

Plantean que cuando una persona envejece sufre un proceso de desarraigo. La persona pierde una serie de cosas y se produce un despego entre él y la sociedad, como consecuencia del cambio de rol social. Las relaciones sociales van disminuyendo tanto en número como en intensidad y eso le condiciona psíquicamente, dándole a entender que está de sobra, que debe dejar su puesto a los más jóvenes.

El propio congreso de los diputados, ocupado por las personas que deben dirigir a los habitantes de un país, es abrumadoramente joven. La sabiduría y la experiencia de los mayores apenas son tenidas en cuenta.

Finalmente, observen a quiénes van dirigidas las películas, la moda, la música y los coches. Todos ensalzan la juventud.

Estilo de vida y deporte

La realidad, es que el estilo de vida y las decisiones que tomamos a diario desempeñan un papel espectacular en la forma en que envejeceremos, y en lo particular, dudo que se invente algún medicamento que le permita comer comida basura y volverse más joven. Tampoco depende del dinero que usted tenga para comprar la eterna juventud. Paradójicamente, los millonarios no son longevos.

Hay científicos que aseguran que una alimentación cetogénica cíclica, que es alta en grasas y baja en carbohidratos, promueve la función mitocondrial saludable. De igual forma, las investigaciones insisten en que se puede ralentizar la reducción de los telómeros con el ejercicio. Básicamente, esto amortiguaría el efecto del estrés crónico a lo largo de los telómeros, lo que ayuda a explicar algunos de sus efectos sobre la salud y longevidad que han sido estudiados ampliamente. En este aspecto, recordamos que para que el ejercicio sea saludable no debe ser competitivo. El deporte, pues, no es saludable en sí mismo y si dudan, miren la longevidad de los deportistas famosos del pasado. Espero que encuentren algún centenario entre ellos.

Insisto: ejercicio placentero sí, deporte competitivo, no.

Otros estudios han encontrado que existe una relación directa entre los ejercicios de alta intensidad y un menor acortamiento de los telómeros a una mayor edad. Tal y como lo señaló un estudio publicado en el diario Mechanisms of Aging and Development:

"Los resultados del presente estudio señalan que la longitud de los telómeros leucocitarios (LTL) está relacionada con el ejercicio aeróbico vigoroso de corta duración, asimismo, la capacidad máxima de ejercicio aeróbico está relacionada con el envejecimiento en personas con un buen estado de salud. Los LTL no se ven influenciados por el estado del ejercicio aeróbico entre personas jóvenes, y esto probablemente se deba a que la longitud del telómero está intacta (es decir, ya es normal) en adultos jóvenes con un buen estado de salud y un estilo de vida sedentario. Sin embargo, todo indica que conforme los LTL se van acortando con el envejecimiento, el mantenimiento de la aptitud aeróbica, producida por el ejercicio extenuante crónico y reflejado por un mayor VO2 max, actúa con el fin de preservar los LTL. Nuestros resultados indican que los LTL se conservan en adultos mayores con un buen estado de salud y que realizan ejercicio aeróbico vigoroso, el cual está relacionado con la capacidad máxima para ese ejercicio. Esto puede representar un innovador mecanismo molecular que subyace a los efectos del "antienvejecimiento" al mantener una aptitud física y aeróbica".

Referente a este efecto positivo del ejercicio aeróbico extenuante, debemos aclarar que el cuerpo humano, su salud y longevidad, no dependen de modo exclusivo de la longitud telómerica. Por tanto, no podemos aconsejar la práctica extenuante del ejercicio, ya que aumentará el desgaste general de los tejidos y un pH ácido.

Debemos recordar también que el ejercicio anaeróbico de corta duración, ha sido siempre un factor de longevidad. Nos referimos al ejercicio realizado a la máxima velocidad durante un corto espacio de tiempo, no superior a los 3 minutos. Esto proporciona una gran efectividad al sistema nervioso y no aumenta la oxigenación, lo que se traduce en menos radicales libres.

ENVEJECIMIENTO DE OTROS ORGANISMOS

Envejecimiento de los seres inanimados

Se entiende por seres inanimados a todos aquellos en los cuales no tenemos capacidad de captar reacciones físico-químicas propias o comportamientos independientes de factores externos: comer, moverse, reproducirse, excretar, secretar, etcétera.

Verificar el envejecimiento en los seres inanimados o elementos de la naturaleza, es una labor generalmente más compleja que en los seres vivos, ya que en aquellos suele ser un proceso mucho más lento. De hecho, puede tardar miles, o millones, de años en poderse detectar. Así como en algunas mariposas el tiempo de vida adulta se mide en horas, un diamante puede tardar millones de años en presentar alguna variación por envejecimiento. En la mayor parte de los objetos el envejecimiento hace referencia a desgaste. ¿Se podría revertir el proceso de desgaste? ¿Deberíamos observar más a los seres inanimados para entender las claves de la longevidad?

El tamaño

La vejez que pueden presentar los diferentes objetos se puede relacionar, y de hecho así se interpreta en muchas ocasiones, con el tamaño de lo que se está analizando. Solemos decir que la cadena montañosa de Los Andes es joven mientras que la del Himalaya es vieja. En el primer caso, joven hace referencia a millones de años, mientras que en el segundo se cuadruplica la edad del primero. Sin embargo, si se mira una de las piedras que se encuentran superficialmente sobre cualquiera de estas cadenas montañosas, se aprecia que es mucho más vieja, comparativamente hablando, que la montaña misma. Esta última ha sufrido un desgaste pequeño en comparación con su tamaño, mientras que la piedra puede estar tan desgastada que su tamaño sea menos de la décima parte del original.

Si asociamos desgaste con vejez en el caso de los objetos, la piedra es mucho más vieja que la montaña. En algunos animales no se aprecian signos aparentes de envejecimiento, esto es, senescencia celular con acumulación de pigmentos tales como la lipofucsina, lipooxidación o acumulación de fallos en proteínas. Esto sucede en ciertas clases de tortugas y en teleosteos (peces óseos) del género Sebastes. En este tipo de vertebrados la muerte suele sobrevenir por depredadores, enfermedades o inadecuación de su estructura física a un crecimiento continuo.

Envejecimiento en las plantas

En las plantas, el proceso de envejecimiento se aprecia directamente mediante observaciones físicas o procedimientos químicos. Dentro de los mecanismos usados se encuentra la observación, que permite comparar las diferencias entre los especímenes jóvenes y los mayores, como pueden ser el grosor de la corteza, el aspecto deslustrado de hojas y flores, la ausencia de estas últimas etc. Quizá dentro de estas apreciaciones estemos valorando de nuevo a las especies por su utilidad y apariencia física.

Envejecimiento en animales

Adicionalmente a las observaciones físicas y químicas, debemos considerar el proceso de envejecimiento mental en los animales, incluido el hombre. Normalmente todas las especies animales vivas sufren cambios mentales, en mayor o menor grado. Naturalmente este deterioro mental va acompañado del mismo deterioro físico. Es mucho más complicado evaluar el nivel de envejecimiento mental, ya que se da el caso de personas que, teniendo un estado físico muy deteriorado, mantienen una aparente lucidez. También se da el caso contrario en el que se deteriora rápidamente la parte intelectual mientras el organismo se conserva fuerte y sano. Este último caso se presenta, por ejemplo, con la enfermedad de Alzheimer que se presenta en los seres humanos. Para evaluar el deterioro mental de un animal, incluidos los seres humanos, es necesario haber conocido su comportamiento durante sus estadios anteriores, a fin de trazar una curva objetiva basada en los cambios observados en el tiempo. No se establecerán nunca pruebas comparativas entre humanos, poniendo énfasis en analizar la capacidad creativa, innovadora y analítica del sujeto. La capacidad de percibir más allá de lo obvio, de transmitir el aprendizaje, de entender la razón de la existencia, de aconsejar.

Pero los jóvenes psicólogos que estudian las habilidades del anciano lo hacen estableciendo parámetros universales, creados por y para los jóvenes. Su poca habilidad profesional se manifiesta cuando creen que los ancianos deben ser como ellos, los jóvenes o, peor aún, que desean ser como ellos. Entre los humanos, incorrectamente, es el deterioro físico el más observado para establecer patrones de envejecimiento, considerándose el deterioro mental más como una enfermedad que una involución.

CAPÍTULO 5

EPIGENÉTICA

Los genes nos dan el potencial, pero no determinan el resultado. Todo depende del entorno que decide el resultado final.

¿Qué es la Epigenética?

La epigenética es el estudio de los cambios potencialmente heredables en la expresión génica (genes activos vs inactivos) que no implica cambios en la secuencia de ADN subyacente, o sea, un cambio en el fenotipo sin un cambio en el genotipo -que a su vez, afecta a cómo las células leen los genes-. El cambio epigenético es un fenómeno habitual y natural, pero también puede ser influenciado por varios factores, incluyendo la edad, el medio ambiente, el estilo de vida y las enfermedades.

Estos factores genéticos que son determinados por el ambiente celular en lugar de por la herencia, intervienen en la determinación de la ontogenia (desarrollo de un organismo, desde la fecundación del cigoto en la reproducción sexual hasta su senescencia, pasando por la forma adulta) y que igualmente interviene en la regulación heredable de la expresión genética sin cambio en la secuencia de nucleótidos. Se puede decir que la epigenética es el conjunto de reacciones químicas y demás procesos que modifican la actividad del ADN, pero sin alterar su secuencia.

Las modificaciones epigenéticas pueden manifestarse comúnmente, como cuando las células se diferencian para llegar a ser células de la piel, las del hígado, las cerebrales, etc. En ocasiones, estos cambios pueden tener efectos perjudiciales, resultando en enfermedades como el cáncer.

El silenciamiento de los genes, ocasionado por modificaciones en el ADN y ARN, puede iniciar y mantener el cambio epigenético. Tan importantes son estos cambios que muchos de los trastornos humanos y enfermedades mortales, pueden ser debidos a esto. En ocasiones, los genes se activan, dando lugar a enfermedades latentes. Sin embargo, la medicina predictiva, aquella que "predice" las enfermedades que se van a desarrollar –dentro de un marco de probabilidades-, desdeña las posibles modificaciones genéticas ocasionadas por el entorno del individuo. Como ejemplo pernicioso, es el daño que ocasionaron a la actriz Angelina Jolie para que permitiera una doble mastectomía y posteriormente la extirpación de los ovarios, en base a un cálculo de probabilidades.

Más sugestiva –y plausible- es la posibilidad de restaurar el acortamiento telomérico relacionado con el crecimiento tumoral y los cambios disruptivos en la expresión génica. Mediante ejercicios de pensamiento positivo o mindfulness, algunos investigadores descubrieron que aquellos que participaron en estas terapias mantuvieron su longitud de telómeros. No es el único recurso terapéutico, pero parece adecuado.

Evolución hasta la epigenética actual

Lo que comenzó como una amplia investigación centrada en la combinación de la genética y la biología del desarrollo por científicos muy respetados, durante la mitad del siglo XX, ha evolucionado hasta llegar ahora a lo que conocemos como epigenética. El propio término "epigenética", acuñado por Waddington en 1942, se derivaba de la palabra griega "epigénesis", mediante la cual describían la influencia de los procesos genéticos en el desarrollo. Esto condujo a la conclusión de que el estrés ambiental causaba la asimilación genética de ciertas características fenotípicas, desarrollándose la investigación en estos cambios.

Actualmente, la metilación del ADN, uno de los mecanismos epigenéticos implicados en la regulación de la expresión génica en mamíferos -de vital importancia para el desarrollo normal-, está siendo intensamente estudiada desde 1969 por su importancia en la función de la memoria a largo plazo. Otra fuente de estudio es la relación entre los cambios epigenéticos y una serie de enfermedades incluyendo varios tipos de cáncer, trastornos mentales, inmunológicos, neuropsiquiátricos y pediátricos.

Podemos sintetizar, pues, que el término epigenética se utiliza para referirse a alteraciones hereditarias que no se deben a cambios en la secuencia del ADN y a la influencia del entorno en los genes. También, podríamos referirnos a las modificaciones epigenéticas o "etiquetas", tales como la metilación del ADN y la modificación de las histonas, que alteran la accesibilidad del ADN y la estructura de la cromatina, regulando así los patrones de expresión génica. Estos procesos son cruciales para el desarrollo normal y la diferenciación de distintos linajes celulares en el organismo adulto y pueden ser modificados por influencias exógenas y, como tales, pueden contribuir o ser el resultado de alteraciones ambientales del fenotipo o del patofenotipo, entendiendo como tal los endotipos con el que se agrupa a las personas en base al diseño hormonal que domina en su metabolismo.

En 2006, por ejemplo, se publicaron más de 2.500 artículos relacionados con la epigenética y en 2010, más de 13.000, alcanzando los 17.000 en 2013, sin embargo, este número está hoy en día sobrepasado, extendiéndose los conceptos epigenéticos a campos como la ecología y la psicología. Las medicinas alternativas, por otra parte, quieren insistir en que modificando nuestro entorno y utilizando exclusivamente elementos naturales, podemos silenciar o activar comportamientos y características heredadas. El problema es que, hasta ahora, la asignatura "epigenética" no está incluida en los planes de estudios médicos.

La falta de una definición clara ha llevado a la confusión y el uso indebido del término, mientras que también hace que la investigación dentro del campo de la epigenética sea difícil de sintetizar y reconciliar. También deberíamos ampliar el campo de estudio de la epigenética a ramas como la química, la física, la ecología e incluso a la psicología, no delegando exclusivamente los experimentos y conclusiones a la biología. Y, como es habitual, aportaremos las sugerencias que proporciona la Medicina Natural -hasta ahora la gran excluida-, en la solución de los problemas de salud mediante la epigenética.

Quizá podríamos redefinir la epigenética como "el estudio de los fenómenos y mecanismos que causan cromosomas vinculados, y los cambios heredables a la expresión de genes que no dependen de los cambios en la secuencia de ADN". Esta definición no excluye a priori ninguna unidad de herencia, incluyendo genes que codifiquen proteínas, telómeros, centrómeros, productos génicos de ARN funcionales, orígenes de replicación, inestabilidades del genoma, o cualquier otra cosa que pueda manifestar un fenotipo. Se incluye igualmente el concepto de memoria hereditaria (más que "herencia"), y en el desarrollo se habla por vez primera de la influencia del estrés en la madre embarazada y sus descendientes.

Determinismo biológico

El determinismo biológico, nos habla de la creencia de que el desarrollo humano e incluso su comportamiento, están controlados por los genes de un individuo. Según esta inconsistente teoría, tanto las normas de conducta compartidas, como las diferencias sociales y fisiológicas que existen entre los grupos, básicamente diferenciadas por la raza, lugar o sexo, derivan de las características heredadas. Las particularidades, por tanto, serían inmutables, tanto como las enfermedades genéticas, otro error fatalista que ha llevado a la resignación a millones de personas.

El determinismo genético trata de diferenciar a los individuos a partir de su estructura genética, pero olvida con demasiada frecuencia que somos cuerpo, mente y espíritu, y que todo proceso biológico es susceptible de cambiar si se dan determinadas circunstancias o sabemos cómo. Por lo tanto, la genética debemos considerarla como un mecanismo de adaptación rápido, pero no inmutable y, por supuesto, mejorable. Es más, la evolución es una prueba de cómo las especies se han adaptado respecto a sus ancestros y han dado un salto en la escala de valoración evolutiva. Si todo estuviera determinado por las características genéticas, el ser humano sería un clon de nuestros antepasados.

Así que, una vez que hemos aclarado que no existe el determinismo biológico estricto, tanto en la biología como en las características psicológicas, vemos que el fenotipo es la expresión del genotipo en función de un determinado ambiente, en principio, la manifestación visible del genotipo, aunque esta explicación se queda muy corta. Por ello, el genotipo lo podemos estudiar observando el ADN, mientras que el fenotipo requiere la observación de su morfología, desarrollo, propiedades bioquímicas, fisiología y comportamiento, todo influenciable por el medio ambiente.

Como conclusión, una vez que el óvulo humano ha sido fecundado por un espermatozoide humano, hay solamente un determinismo: habrá un ser humano.

Características congénitas fatalistas

Se refiere a cualquier rasgo o identidad presente en el nacimiento adquirido durante el desarrollo uterino.

Puede ser resultado de:

Factores emocionales

Físicos (por ejemplo, rayos X)

Químico (fármacos o sustancias tóxicas). Ejemplos de esto pueden ser enfermedades como malformaciones en las extremidades (causadas por fármacos teratogénicos usados durante el periodo fetal temprano). Cualquier fármaco puede ser un inductor de una enfermedad congénita.

Infecciosos. La ceguera causada por rubéola contraída en el primer trimestre de gestación.

El estrés emocional causa más daño que el físico. Cualquier estímulo que impacte a una mujer embarazada puede afectar a la madre, al feto y las células germinales del feto, incluso a dos generaciones adicionales de hijos potenciales.

Epigenética y enfermedades

Tanto el medio ambiente como el estilo de vida individual, pueden interactuar directamente con el genoma para influir en el cambio epigenético. Los cambios que más influyen parecen ser la contaminación química y electromagnética, así como las perturbaciones mentales intensas. Nuevamente nos tendríamos que salir de la biología y la genética, y llegar a la física, la psicología y la química ambiental, para poder comprender estos cambios y cómo influyen.

Estos cambios pueden reflejarse en varias etapas a lo largo de la vida de una persona e incluso en generaciones posteriores. Por ejemplo, los factores ambientales prenatales y postnatales tempranos influyen en el riesgo adulto de desarrollar varias enfermedades crónicas y trastornos del comportamiento.

Metilación del ADN

La metilación del ADN es un mecanismo epigenético que se produce mediante la adición de un grupo metilo (CH3) al ADN, modificando así con frecuencia la función de los genes. Estos grupos metilo se proyectan en el surco principal del ADN e inhiben la transcripción.

Igualmente importante es la desmetilación del ADN, la eliminación de un grupo metilo. Este proceso es necesario para la reprogramación epigenética de los genes y también está directamente involucrado en muchos mecanismos importantes de la enfermedad, como la progresión del tumor. Esta desmetilación puede ser pasiva o activa, o una combinación de ambas.

El cáncer fue la primera enfermedad humana vinculada a la epigenética. Según estudios realizados en 1983, usando tejidos tumorales humanos primarios, encontraron que los genes de las células de cáncer colorrectal estaban sustancialmente hipometilados en comparación con los tejidos normales. Esta hipometilación del ADN puede activar los oncogenes e iniciar la inestabilidad cromosómica, mientras que la hipermetilación del ADN inicia el silenciamiento de los genes supresores de tumores. Una acumulación de errores genéticos y epigenéticos, puede transformar una célula normal en una célula tumoral invasiva o metastásica. Así que los cambios epigenéticos pueden ser utilizados como biomarcadores para el diagnóstico molecular del cáncer temprano.

Nos llegan noticias de que un grupo de científicos, entre ellos Juan Carlos Izpisua y otros investigadores del Instituto Salk, así como Yuta Takahashi, han desarrollado una nueva técnica que permite modificar, de manera controlada y dirigida, las marcas del ADN que afectan a la expresión de los genes y que provocan enfermedades graves. Este tipo de marcas, que pueden estar provocadas por factores externos como la alimentación, el tabaco, el estrés, etc., constituyen lo que denominamos epigenética o epigenoma, y juegan un papel tan importante como los propios genes en el desarrollo de cada individuo y en aparición de enfermedades.

La esclerosis múltiple (EM) podría ser una enfermedad resuelta cuando se comprenda este mecanismo. En un estudio llevado a cabo por Mastronardi se demuestra que durante el proceso de desmielinización de la sustancia blanca en pacientes con EM el promotor de la peptidil arginina deaminasa 2 (PAD-2) se encuentra desmetilado y, por lo tanto, la PAD-2 se sobreexpresa en el cerebro.

Hay varias pruebas que muestran que la pérdida de control epigenético sobre complejos procesos inmunológicos contribuye a otras enfermedades autoinmunes, especialmente el lupus e incluso la artritis reumatoide, por la sobreexpresión de genes sensibles a la metilación.

De igual modo, los errores epigenéticos también juegan un papel en el desarrollo de trastornos psiquiátricos, autistas y neurodegenerativos en los adultos. La esquizofrenia, por ejemplo, y los trastornos del estado de ánimo alteran la formación del ácido gamma-aminobutírico (GABA), mientras que la hipermetilación reprime la expresión de Reelin (una proteína necesaria para neurotransmisión normal, formación de memoria y plasticidad sináptica) en el tejido cerebral de pacientes con esquizofrenia, enfermedad bipolar y psicosis. También, la metilación aberrante mediada por los niveles de folato se ha sugerido como un factor en la enfermedad de Alzheimer. Los hallazgos en la autopsia de tejido cerebral de pacientes con autismo, han revelado que podría ser consecuencia de la expresión reducida de varios genes relevantes.

El aumento de los conocimientos y las tecnologías en la epigenética en los últimos diez años nos permiten comprender mejor la interacción entre el cambio epigenético, la regulación de genes y las enfermedades humanas, y conducirá al desarrollo de nuevos

Silenciar los genes dañinos

El silenciamiento de los genes, ocasionado por modificaciones en el ADN y ARN, puede iniciar y mantener el cambio epigenético. Tan importantes son estos cambios que muchos de los trastornos humanos y enfermedades mortales, pueden ser debidos a esto. En ocasiones, los genes se activan, dando lugar a enfermedades latentes.

Actualmente, la metilación del ADN (el mecanismo epigenético usado por las células para controlar la expresión génica) es una de las modificaciones epigenéticas que ocasiona varios tipos de cáncer, trastornos mentales, inmunológicos, neuronales y pediátricos. También puede ser influenciado por varios factores, incluyendo la edad, el medio ambiente, el estilo de vida y el estado de la enfermedad.

Complementariamente, podemos decir que:

La epigenética controla los genes y ciertas circunstancias en la vida pueden hacer que los genes sean silenciados o expresados con el tiempo. En otras palabras, pueden ser apagados (volverse latentes) o encendidos (estar activos).

La epigenética nos rodea. Lo que comemos, dónde vivimos, con quién interactuamos, cuándo y dónde dormimos, cómo nos movemos, incluso el envejecimiento, todo esto pueden eventualmente causar modificaciones químicas alrededor de los genes que los activarán o desactivarán con el tiempo. Además, en ciertas enfermedades como el cáncer o el Alzheimer, varios genes quedarán modificados, lejos del estado normal y saludable.

La epigenética determina lo que somos ahora. A pesar de que todos somos humanos, ¿por qué algunos de nosotros tenemos el pelo rubio o la piel más oscura? Bien, esto parece ser cosa de la genética.

¿Por qué algunos de nosotros odiamos el sabor de las setas o berenjenas? ¿Por qué algunos de nosotros somos más sociables que otros? ¿Por qué cambiamos con el tiempo y lo que antes nos gustaba ahora nos aburre?

Las diferentes combinaciones de genes que se activan o desactivan es lo que hace que cada uno de nosotros sea único. Además, hay indicios de que algunos cambios epigenéticos pueden ser adquiridos a causa del entorno próximo o ¿quizá también por el lejano?

Epigenética y el medio ambiente

Nuestro estilo de vida está ya influyendo en las nuevas generaciones que nos acompañan y en las aún no nacidas estamos dejando una impronta determinante. Les estamos haciendo ya su biografía, sus habilidades y temores.

Como conclusión, llevar una vida mentalmente saludable, con un corazón lleno de bondad, sin odio y rencor (tal y como encauza el Ho'oponopono), es más beneficioso para modificar la expresión de los genes que las cuestiones de comida y ejercicio.

Genes y epigenética

Varios estudios concuerdan en que el 35% de la vida está determinada por los genes, sobre los cuales la persona no tiene control y el otro 65% por la epigenética, que corresponde a los factores medioambientales, que son modificables (dieta sana, actividad física, determinismo). Los científicos están buscando formas de extender los años de vida sana manipulando a los genes "malos", que se sabe aumentan el riesgo de cáncer, Alzheimer, diabetes y otras enfermedades debilitantes e incurables.

La epigenética (dieta, costumbres y medio ambiente) explica las diferencias en las expectativas de vida de los países. Con los datos actuales, de los países con mayor expectativa de vida son: Japón (82,7 años), Islandia (81,8), Francia (81,2) y Canadá (80,7). No hay mucha diferencia, la verdad, así que hay que buscar otros lugares y circunstancias.

Una norma universal puede ser hacer un poco de ejercicio placentero, comer poco y beber mucha agua, así como ejercicios mentales y ayudar al prójimo. Sencillo.

También, la activación de la telomerasa con Astrágalo y otras hierbas, parece funcionar para evitar el acortamiento de los telómeros. Cuando esto se logra, se notan mejoras en:

La función del sistema inmunológico

la visión

la función sexual

los niveles de energía

elasticidad de la piel.

También hay otras cosas que siempre van a ayudar con la calidad de vida, como:

Un entorno social sano

Seguir trabajando

Moverse

Coma alimentos vegetales y poco

Beber más agua.

Recuerde que la epigenética es importante, por lo que tener malos amigos, o problemas familiares, o vivir en un entorno negativo durante mucho tiempo, lo llevará a la tumba pronto.

Las enfermedades cardiovasculares se han convertido ya en la primera causa de muerte en varias regiones del mundo. Según la Organización Mundial de la Salud, estos trastornos que incluyen infartos y derrames cerebrales, causan cada año 17 millones de muertes, el 80% de las cuales ocurren en los países en desarrollo.

La polipíldora producida por la empresa india Cadila Pharmaceuticals, combina 5 ingredientes farmacológicos (aspirina para adelgazar la sangre, estatina para reducir el colesterol, tres ingredientes para reducir la hipertensión, y ácido fólico para reducir la homocisteína en la sangre que en niveles elevados puede dañar las arterias). No obstante, creo que esta píldora supone un mal procedimiento para lograr longevidad pues solamente busca ciertas cualidades en la sangre, pero el cuerpo humano es mucho más que una composición sanguínea. Además, las enfermedades iatrogénicas ocasionadas por el uso continuado de estos fármacos, serán posiblemente la causa de una muerte prematura.

Una investigación en Ontario, Canadá, fue llevada a cabo con 2.053 personas sanas que no padecían enfermedades cardiovasculares pero sí tenían factores de riesgo como hipertensión y obesidad. Aunque la píldora parecía reducir la probabilidad de morir de una enfermedad cardiovascular, sus componentes al poco tiempo ocasionaron otros problemas de salud, como ictus hemorrágicos, hemorragias gastroduodenales y baja producción de hormonas.

En el Reino Unido, otro equipo de científicos está probando los efectos de otra píldora múltiple. Es la llamada Red Heart Pill (Píldora del Corazón Rojo) que combina cuatro ingredientes similares en uno y según los científicos podría costar unos 20 euros al año por persona. He aquí la fórmula: Versión uno: aspirina 75mg, simvastatina 40mg, Lisinopril 10mg y Atenolol 50mg; Versión 2: aspirina 75mg, simvastatina 40mg, Lisinopril 10mg y Hydrochlorothiazide. Durante el resto de la vida. Alguien les debe hablar sobre la iatrogenia, la tercera causa de muerte.

Repasando un video de la BBC del año 2009 vemos que el tema del resveratrol y la telomerasa sí tenía aceptación científica probada, aunque el tiempo demostró que la buena propaganda del resveratrol como antioxidante fue promocionada y financiada por la industria vitivinícola, empeñada en insistir en que el vino es una bebida alcohólica saludable. La cantidad de alcohol etílico (etanol) —entre un 7 y un 14%- y las pequeñas cantidades de alcohol metílico (metanol), así como de eritritol, no parecían preocuparles.

Análisis epigenético

Según un artículo publicado en Nature Biotechnology, se ha demostrado que los tests epigenéticos poseen la misma calidad técnica y rigurosidad que las pruebas genéticas, obteniendo resultados muy similares en todos los casos, y una fiabilidad similar a los análisis genéticos usados de forma rutinaria en los hospitales.

La validación internacional de las pruebas epigenéticas permitirá avanzar en su implantación clínica, pudiendo ser usadas para detectar precozmente ADN tumoral circulante en la sangre, evaluar muestras archivadas en los laboratorios de anatomía patológica desde hace años, contribuir a establecer patrones epigenéticos creíbles que analicen diferencias entre tejido sano y con distintas enfermedades o, que incluso empiece a extenderse la obtención de epigenomas completos con cada uno de los 6.000 millones de ladrillos que forman el genoma humano.

Durante mucho tiempo, se asumió que las marcas epigenéticas paternas se borran completamente después de la fusión de los espermatozoides y los óvulos, pero ahora sabemos que una cierta metilación paterna del ADN probablemente sobrevive a este proceso. Incluso un cambio pasajero en la dieta materna puede causar dificultades en las habilidades de aprendizaje en la descendencia, afectando en particular a la capacidad de aprender adecuadamente una tarea de navegación espacial.

La epigenética está regulada por factores ambientales y esto puede transmitirse de generación en generación, pues el ADN de óvulos y espermatozoides también está regulado epigenéticamente. La epigenética diluye la frontera clásica entre factores genéticos y factores ambientales, y los asume interrelacionados. Tal es así, que los tests epigenéticos se pueden emplear para predecir el riesgo de sufrir una determinada enfermedad o predecir la respuesta a un determinado fármaco.

Por todo ello, el análisis de los patrones de metilación a lo largo del genoma en pacientes enfermos y la comparación de éstos con los presentes en individuos sanos, se ha convertido en una herramienta potencial para el diagnóstico de enfermedades con fenotipos clínicamente relevantes.

Las pruebas más simples se realizan habitualmente extrayendo un mínimo de cinco pelos del cabello, con su folículo piloso adjunto o la raíz. Este análisis también proporciona información útil y práctica sobre el estado interno, las carencias, intolerancias, toxinas y microbiología, para conocer mejor el estado interno y, a partir de ahí, poder dar los pasos adecuados y precisos para mejorarlo.

Tanto si está sano como si padece alguna enfermedad, este análisis le mostrará la tendencia de su cuerpo y las necesidades internas (imposibles de detectar por otros medios, como un simple análisis de sangre).

¿Qué se obtiene?

Indicadores de vitaminas, minerales ácidos grasos esenciales, aminoácidos. También, indicadores de toxinas (metales pesados, químicos…). Indicadores de microbiología (hongos, parásitos, virus, bacterias…) Indicadores de EMF y ELF (radiaciones ordenador, red eléctrica, radiaciones móvil…)

CAPÍTULO 6

RESILIENCIA

Una nueva investigación ha demostrado que la resiliencia, el optimismo y la voluntad, contribuyen significativamente a una larga vida.

La resiliencia es el proceso de adaptarse bien a la adversidad, a un trauma, tragedia, amenaza, o fuentes de tensión significativas, como problemas familiares o de relaciones personales, problemas serios de salud o situaciones estresantes del trabajo o financieras. Significa adaptarse a una experiencia difícil, elaborando respuestas como si fuera un resorte que se catapulta cuando está sometido a presión.

La investigación ha demostrado que la resiliencia es un hecho común en los seres humanos, quizá porque tenemos a la razón siempre presente, no solamente al instinto. La gente comúnmente demuestra resiliencia y un ejemplo es la respuesta de las personas en los Estados Unidos a los ataques terroristas del 11 de septiembre de 2001 y sus esfuerzos individuales para reconstruir sus vidas. Hay sociedades en que el desaliento no es una opción y después de la tormenta se ponen a trabajar para construir en lo destruido.

Ser resiliente no quiere decir que la persona no experimenta dificultades o angustias, que no caiga en la depresión. El dolor emocional y la tristeza son comunes en las personas que han sufrido grandes adversidades o traumas en sus vidas. De hecho, el camino hacia la resiliencia probablemente está lleno de obstáculos que afectan nuestro estado emocional.

A edades muy altas la inteligencia nos lleva a la sabiduría, y finalmente a la integración con el Todo, nada que ver con la cultura. Los longevos tienen derecho a ser obstinados y a que no les controlen.

Sin importar dónde viva o su edad, es muy probable que quiera vivir durante más tiempo, pero desea hacerlo con plenitud. Quizá crea que acudiendo al médico lo conseguirá y, especialmente, tomando las medicinas que le receta. Pero sepa que los mejores médicos y científicos nunca han sido grandes longevos, algo crucial les faltaba. Seguramente le habrán insistido en que haciendo un poco de deporte, comiendo de todo y controlando su tensión y el colesterol ya tendría calidad y larga vida. ¿Pero cómo es que nadie le ha hablado de la perspectiva mental y la longevidad?

Tener determinación puede darle un logro

Según una nueva investigación publicada en International Psychogeriatrics, vivir más tiempo no es necesariamente una cuestión de suerte. Se ha demostrado que tener una vida con propósito y optimismo influye enormemente en su calidad de vida. Ello no quiere decir que la vida de los longevos sea, haya sido, placentera.

Se necesita fortaleza mental para vivir en un mundo donde al parecer, en muchos aspectos, nos debemos enfrentar a innumerables dificultades para conseguir lo que es mejor para nosotros. Mientras que muchos simplemente se dejan llevar, se necesita valor y, posiblemente, un poco de terquedad, para ser excelentes y perseverantes; para vivir una vida con propósito y no solo dejarse llevar por el momento. No hay tal cosa como el azar, ni el destino. Cada cual escribe su propia biografía.

Los investigadores de la Universidad de Sapienza en Roma y de la Universidad de California en San Diego, colaboraron en un estudio donde participaron habitantes de 9 aldeas remotas al sur de Italia, quienes, en algunos casos, tenían más de 90 años e incluso alcanzaban la edad de 101 años.

Su salud se comparó con la de sus familiares cuyas edades oscilaron entre los 51 y 75 años. El descubrimiento de los científicos fue fascinante, pues aunque algunos de los adultos más jóvenes tenían buena condición física, sin embargo, la salud mental de los nonagenarios, era mejor. Newsweek reveló cómo fue que los investigadores evaluaron los resultados:

"Los datos se recopilaron mediante estudios cuantificables enfocados en la salud física y mental, y en los mismos se incluyeron factores como el optimismo y la depresión, además, se realizaron entrevistas testimoniales sobre creencias y eventos traumáticos a lo largo de su vida.

Asimismo, el equipo utilizó la misma escala para calificar a los participantes más jóvenes, con una diferencia, se les pidió que describieran la personalidad de sus parientes mayores."

Según las evaluaciones, las características como tener una actitud positiva, contribuyeron a que los participantes longevos del estudio tuvieran una mentalidad más optimista. Newsweek citó a Dilip Jese, coautor del estudio y director del Centro para el Envejecimiento Saludable de la Facultad de Medicina en la Universidad de San Diego, y explica lo siguiente:

"En esta población rural, las principales características que surgieron en nuestro estudio, y al parecer, las únicas relacionadas con una mejor salud mental, fueron la positividad, la ética laboral, la tenacidad y un estrecho vínculo con su familia, religión y territorio."

Los investigadores creen que la mentalidad del "Viejo Continente" que muchos de los participantes mayores conservaban, era propia de un estilo de vida dominante, tenaz y a no ser controlados, el cual ayudó a que estos individuos establecieran un estado de ánimo conectado a la tierra; el miedo al prejuicio ajeno no era parte de su pensamiento.

La leyenda del boxeo Jake LaMotta, "Toro salvaje", quien murió el 19 de septiembre de 2017, a la edad de 95 años, tenía una perspectiva de la vida similar.

Su vida estuvo llena de peleas y brutalidad, sin embargo y contra todos los pronósticos, lo recordamos como uno de los mejores boxeadores de peso medio de la historia. Tal y como observó Today, las personas mayores suelen vivir controlando la mayor parte de su destino y su propia vida, compartiendo muchas cosas en común:

"Los nonagenarios y centenarios fueron positivos, optimistas y mantenían la esperanza a pesar de los eventos traumáticos en su vida, como la muerte de sus cónyuges o hijos. Trabajaron arduamente durante toda su vida y seguían estando activos en la senectud. Amaban a sus familias, pero no eran dóciles y siempre querían que las cosas se hicieran a su manera".

La sabiduría sobreviene con la edad

Jese calificó al afán colectivo de perseverancia por parte de los nonagenarios y centenarios como "terquedad meritoria" y dijo que alcanzar una edad avanzada era una prueba de perdurabilidad y una señal de que la sabiduría sobreviene con la edad.

Desde el punto de vista de nuestros antepasados, haber vivido por tanto tiempo y haber conseguido las cosas por las que lucharon durante más de 90 años, justifica su rechazo a complacer las necesidades o deseos de otros. Jeste señaló:

"Cuando somos jóvenes, nos sentimos muy presionados y pensamos que no nos está yendo tan bien como a otros. Cuando crecemos... las expectativas cambian –tanto la nuestra como la de los otros. Uno se acepta tal cual es."

Un sentido de equilibrio sobreviene con la edad, en donde hay un enfoque "integrador" en el que la aceptación no es una traición al código personal, sino un mayor entendimiento de la vida y de aquello que realmente importa.

El colegio Swarthmore College realizó un estudio en el 2016 donde los investigadores concluyeron que la vida no debería minimizarse, tal y como en ocasiones lo hacen los jóvenes. Science Daily determinó que, "la sabiduría sobreviene con la edad, al menos cuando comprendemos que las cosas no siempre son lo que parecen."

Los investigadores encontraron que, en comparación con los adultos jóvenes, las personas mayores suelen evaluar mejor la vida, pues han tenido más experiencias y se basan en ellas. Sobre todo, interpretar la dirección de la vida puede ser más que una metáfora eterna.

Los autores del estudio conjeturaron:

"Mientras que muchas investigaciones sobre el envejecimiento enfatizan en el declive de la percepción, la percepción de los adultos mayores para saber a dónde ir (metafóricamente), es buena. Además, al parecer, con los años han aprendido a diferenciar entre la apariencia y la realidad de las cosas. Este es un punto que vale la pena mencionar."

Tener perspectiva, ser comprensivo y agradecido

Respecto a la percepción de la personalidad, características y cualidades de los mayores, en el estudio hecho con personas longevas de Italia, uno de los participantes jóvenes hizo una descripción muy significativa de su padre, pues lo calificó como "un dictador".

Probablemente todos conocemos a una persona mayor que no ha querido seguir el lado amable de la vida, alguien que prefiere recordar el pasado con remordimiento y le tiene miedo al futuro en lugar de estar agradecido –tanto con los otros como con ellos mismos–, por el presente.

Sin duda, esa es la razón por la cual los investigadores también encontraron que las personas mayores solían ser dominantes, estrictas y obstinadas. Es normal que a las personas con tales características les resulte particularmente difícil enfrentar los cambios propios de la edad, pues con frecuencia, sus circunstancias suelen ser dictadas por sus limitaciones financieras o físicas.

Aunque algunas personas consideren que dicha habilidad de supervivencia es "terquedad", otros podrían pensar que es "valentía".

Es posible que negarse a ceder vaya más allá de ser un cascarrabias, y quizá sienten que merecen o que deben defender su postura, en represalia por aquellos tiempos en los que posiblemente fueron menospreciados o utilizados. Puede tratarse de un instinto de supervivencia.

Envejecer es inevitable y se debe ser fuerte para enfrentar los tiempos difíciles, como la pérdida de seres queridos, el desempleo, los fracasos y las consecuencias de aquello que no salió como se esperaba o planeaba. Como la difunta actriz Betty Davis dijo alguna vez, "la vejez no es para los cobardes".

¿Somos tan viejos como nos sentimos? ¿La mente controla la materia'?

Una de las cosas más importantes que debe hacer ante cualquier situación, es ser positivo, y probablemente, como en cualquier otro aspecto de la vida, esto sobreviene con la edad. Quizá comprendemos que, a pesar de nuestras expectativas, algunas personas mayores no logran serlo, sin embargo, esto también se aplica en nuestro caso tal y como lo hacemos con "ellos".

Tal y como pasa al practicar un discurso o planear un viaje a un sitio jamás visitado, resulta razonable imaginar sucesos, planificar contingencias y determinar cómo reaccionaría si algo no funciona como lo espera. Asimismo, esto resulta indiscutible cuando empieza el ocaso de su vida.

Sin embargo, pensar que cuando envejezca todo estará bien sin importar qué, es una perspectiva (y forma de vida) estimulante y alentadora. Por esta razón, tener una actitud positiva es invaluable.

De hecho, los estudios sugieren que la forma en que trata el proceso de envejecimiento, puede ser una profecía en sí. Si cree que una vela más en su pastel de cumpleaños indica que su vida acabará en el olvido y la oscuridad, es muy probable que así sea. En cambio, si adopta un enfoque positivo y progresivo durante cada día de su vida, seguramente vivirá por más tiempo.

Sobre todo, a medida que piense positivamente, será más feliz y saludable. Si alguna vez llega a creer que "las personas de su edad deben comportarse o sentirse de una manera o de otra", cambie de perspectiva.

Cuando medite sobre la "vejez" evite pensar que tendrá un declive cognitivo y que será malhumorado o débil, piense que será un experto, que tendrá muchísima experiencia y que será todo un sabio. Esto en lo absoluto es un engaño; es la posible descripción de su destino.

El deseo de ser longevo

Si muy en el fondo sabe que no es una persona positiva, que el presente no es halagüeño, pero quiere ser longevo, puede aprender estrategias para ser más feliz dentro del entorno en el cual se mueve y más optimista. Ahora bien, comer saludablemente, mantener el cuerpo flexible y ágil, y fortalecer su corazón con movimientos y ejercicio diario saludable, no competitivo, también es fundamental. De hecho, los expertos aconsejan que la mejor forma de obtener una actitud positiva es mediante el ejercicio.

Quizá, su prioridad principal deba ser posponer una muerte prematura. Sin embargo, un estudio reciente de la Universidad de Kansas, encontró que por lo general, a las personas les gustaría ser longevas solo si gozan de buena salud.

Cuando se entrevistó a 90 personas de Alemania, China y EE. UU., el autor del estudio David Ekerdt, profesor de sociología y gerontología de la Universidad de Kansas, observó que de alguna manera, los participantes evitaban especificar cuánto tiempo querían vivir, al parecer, porque el requisito de "estar saludable" era en realidad una condición.

Ekerdt cree que, por lo general, dicha aversión a envejecer proviene de cómo vemos al proceso de envejecimiento. Según las normas culturales, la concepción de la vida puede ser un vaivén constante y continuo o una secuencia de tiempo claramente dividida en 4 etapas; la tercera etapa la relacionamos con la jubilación. Asimismo, algunos participantes relacionaron la cuarta con la discapacidad y el declive. Quizá es que esta valoración es más intensa entre la gente joven y no tanto entre los mayores.

Su voluntad de prolongar la vida dependía de mantener su estado de salud actual o uno que consideraran aceptable. De acuerdo con Ekerdt, "algunos pensaban que sus vidas ya estaban en la etapa final, y otros, aceptaron su destino." Este fatalismo les lleva a tener una mala vejez.

Una ventaja fue que las personas mayores en el estudio afirmaron estar de acuerdo con lemas como "Debemos poner vida a los años" y la mejor manera de hacerlo es optar por un estilo de vida que le ayude a aumentar sus posibilidades de disfrutar una vida larga y saludable.

El Sentido de la vida

Algo que los investigadores en el estudio notaron de inmediato al hablar con las personas mayores fue que al igual que sus vínculos sociales, comprender su sentido en la vida era fundamental para la supervivencia emocional.

Bajo una perspectiva emocional, las personas longevas compartían el deseo de convivir con su familia y amigos, con frecuencia también en el entorno laboral y de utilidad.

Además de compartir su gusto por programas de televisión o eventos deportivos, lo importante es compartir un vínculo – así, al menos en un lugar "todos sabrán quién es", declaró Jeste.

Otro estudio informó que las personas que tenían ideas positivas sobre el envejecimiento, vivían, en promedio, 7,5 años más en comparación con sus contrapartes negativas. A pesar de las variables como la edad, el sexo, el nivel socioeconómico, la soledad y la salud funcional, la voluntad de vivir influye enormemente y, en la mayoría de las ocasiones, se necesita del amor de amigos y familiares, señaló The Sacramento Bee. No obstante, lo más importante es el propio individuo y no siempre se necesita el apoyo de las personas para ser longevo y feliz. Quizá, y esto es aún más importante, otorgar felicidad, compañía y ayuda, son factores más importantes que recibirlos.

Este es uno de los aspectos más cruciales para vivir felizmente, aunque no sea para siempre. Sin importar su edad, las personas necesitan saber que son apreciadas, así podrán sentirse como en casa, verán caras conocidas y sabrán que pueden compartir libremente sus problemas y alegrías, algo que con mucha frecuencia las personas mayores echan de menos.

Además, no es necesario que dicho apoyo social provenga de un centenar de amigos, lo ideal es contar con 2 camaradas o familiares con quienes encuentre ese sentido de pertenencia que todos necesitamos.

Aunque estos argumentos son discutibles, no anulan en modo alguno el hecho de que los seres vivos tengan capacidad de modular su longevidad.

En general, estas teorías coinciden de hecho en considerar el envejecimiento como un proceso natural programado. Sin embargo, llegados a un punto, se aprecia que el envejecimiento puede ser un precio "que hay que pagar" por otros rasgos que permiten una mayor adaptabilidad a los individuos, probablemente porque es producido por mecanismos que mejoran la eficiencia de otros sistemas del organismo. En toda adaptación indudablemente hay un progreso, pero también un desgaste que no siempre se puede corregir.

CAPÍTULO 7

ENVEJECIMIENTO DE OTROS ORGANISMOS

Envejecimiento de los seres inanimados

Se entiende por seres inanimados a todos aquellos en los cuales no tenemos capacidad de captar reacciones físico-químicas propias o comportamientos independientes de factores externos: comer, moverse, reproducirse, excretar, secretar, etcétera.

Verificar el envejecimiento en los seres inanimados o cosas, es una labor generalmente más compleja que para los seres vivos, ya que en aquellos suele ser un proceso mucho más lento. De hecho, puede tardar miles, o millones, de años en poderse detectar. Así como en algunas mariposas el tiempo de vida adulta se mide en horas, un diamante puede tardar millones de años en presentar alguna variación por envejecimiento.

En la mayor parte de los objetos el envejecimiento hace referencia a desgaste. ¿Se podría revertir el proceso de desgaste? ¿Deberíamos observar más a los seres inanimados para entender las claves de la longevidad?

El tamaño

La vejez que pueden presentar los diferentes objetos se puede relacionar, y de hecho así se interpreta en muchas ocasiones, con el tamaño de lo que se está analizando. Solemos decir que la cadena montañosa de Los Andes es joven mientras que la del Himalaya es vieja. En el primer caso, joven hace referencia a millones de años, mientras que en el segundo se cuadruplica la edad del primero. Sin embargo, si se mira una de las piedras que se encuentran superficialmente sobre cualquiera de estas cadenas montañosas, se aprecia que es mucho más vieja, comparativamente hablando, que la montaña misma. Esta última ha sufrido un desgaste pequeño en comparación con su tamaño, mientras que la piedra puede estar tan desgastada que su tamaño sea menos de la décima parte del original.

Si asociamos desgaste con vejez en el caso de los objetos, la piedra es mucho más vieja que la montaña. En algunos animales no se aprecian signos aparentes de envejecimiento, esto es, senescencia celular con acumulación de pigmentos tales como la lipofucsina, lipooxidación o acumulación de fallos en proteínas. Esto sucede en ciertas clases de tortugas y en teleosteos (peces óseos) del género Sebastes. En este tipo de vertebrados la muerte suele sobrevenir por depredadores, enfermedades o inadecuación de su estructura física a un crecimiento continuo.

Envejecimiento en las plantas

En las plantas, el proceso de envejecimiento se aprecia directamente mediante observaciones físicas o procedimientos químicos. Dentro de los mecanismos usados se encuentra la observación, que permite comparar las diferencias entre los especímenes jóvenes y los mayores, como pueden ser el grosor de la corteza, el aspecto deslustrado de hojas y flores, la ausencia de estas últimas etc. Quizá dentro de estas apreciaciones estemos valorando de nuevo a las especies por su utilidad y apariencia física.

Envejecimiento en animales

Adicionalmente a las observaciones físicas y químicas, debemos considerar el proceso de envejecimiento mental en los animales, incluido el hombre. Normalmente todas las especies animales vivas sufren cambios mentales, en mayor o menor grado. Naturalmente este deterioro mental va acompañado del mismo deterioro físico.

Es mucho más complicado evaluar el nivel de envejecimiento mental, ya que se da el caso de personas que, teniendo un estado físico muy deteriorado, mantienen una aparente lucidez. También se da el caso contrario en el que se deteriora rápidamente la parte intelectual mientras el organismo se conserva fuerte y sano. Este último caso se presenta, por ejemplo, con la enfermedad de Alzheimer que se presenta en los seres humanos.

Para evaluar el deterioro mental de un animal, incluidos los seres humanos, es necesario haber conocido su comportamiento durante sus estadios anteriores, a fin de trazar una curva objetiva basada en los cambios observados en el tiempo.

CAPÍTULO 8

Recomendaciones legendarias

Ancestralmente, la Humanidad ha intentado detener o evitar el envejecimiento y la muerte desde que tuvo conciencia de ello y en una de las epopeyas más antiguas, el Gilgamesh, nos dicen la siguiente frase: "El hombre se hace joven en la senectud".

Hipócrates ligaba el envejecimiento al desarrollo, dictaminando que el periodo de una vida es siete veces superior al de su desarrollo como adulto, utilizando el número mágico 7. Quizá le gustaba ese número por aquello de que Dios creó el mundo en seis días y descansó el siguiente, estableciéndose así la semana de siete días. Matizando un poco más, nos encontramos con Aristóteles, el primero que aborda ampliamente una teoría del envejecimiento en diferentes tratados por causas concretas, desde donde entresacamos las siguientes frases que también comentaremos:

"… Por esto, necesariamente, la vida debe coincidir con el mantenimiento del calor y lo que llamamos muerte es su destrucción".

Asociar vida con calor siempre ha sido una constante por aquello de que los cadáveres se enfrían poco a poco. Hay cierta razón, pero los organismos más fríos son más longevos que aquellos que disponen de más calorías.

"…no obstante, se debe advertir que hay dos modos en los que el fuego deja de existir: puede apagarse por agotamiento o por extinción. El primero es debido al envejecimiento y el segundo por violencia".

Nuestra opulenta civilización encontró otro medio más rápido para envejecer y morir: el exceso de calorías.

"El calor se acumula en exceso debido a la carencia de respiración y refrigeración (…) pronto usa todo su alimento y lo consume…".

Nos estaba llevando a la necesidad imperiosa de hidratar el cuerpo para controlar el calor interno y a respirar como medio indispensable para captar el oxígeno que nos mantiene con vida.

Por otra parte, Francis Bacon en su Historia de la vida y la muerte, advierte que si se quiere prolongar la vida se debe evitar que "la humedad se escape por la piel", de modo que indica todo tipo de aceites y pomadas para evitarlo. Obviamente no conocía el intercambio sodio-potasio en las células, ni el propio vapor de agua que exhalamos en cada respiración, aunque sabía lo peligrosa que es la deshidratación. En esa misma obra, siguiendo su doctrina empirista, diseña un programa de investigación con una metodología asombrosamente actual, en la que examina factores que afectan a personas que viven en distintos lugares y bajo condiciones distintas.

La idea aristotélica de que el exceso de alimento puede hacer que el fuego arda demasiado deprisa inspiró a eremitas, anacoretas y todo tipo de ascetas, muchos de ellos de longevidad legendaria, adoptando con frecuencia la llamada "dieta pitagórica", es decir, frugal, sin carne, ni vino.

Las virtudes de una dieta escueta en calorías han sido confirmadas por los estudios sobre la restricción calórica.

Cuando Luigi Cornaro, nacido hacia 1467, a sus 35 años estaba débil, enfermo y agonizante, comenzó una dieta de restricción calórica y consiguió llegar hasta los 104 años. Esta relación entre dieta hipocalórica y longevidad, se mantendrá a lo largo de todo este libro.

Joseph Priestley, nos advertía en 1775 que:

"Aunque el aire puro rico en oxígeno pudiera ser muy útil como remedio, también podría ser no tan adecuado para nosotros en el habitual estado sano del cuerpo; pues del mismo modo que una tea (vela) se consume más presurosa en el aire oxigenado que el aire común, así podríamos, como pudiera decirse, vivir demasiado aprisa y las energías animales se agotarían demasiado pronto en esta clase de aire puro."

Este investigador había descubierto la relación entre el oxígeno y la oxidación celular. Cuanto más oxígeno, mayor oxidación.

Charles Darwin con sus conocimientos genéticos y teoría celular, transformaron profundamente nuestros conocimientos sobre los organismos vivientes y los procesos que tienen lugar en ellos. Pero, puesto que la longevidad es un valor que incrementa el tiempo de supervivencia y las oportunidades de tener descendencia de cualquier organismo, ¿no acabaría la selección natural, si fuera cierta, incrementando progresivamente la longevidad? ¿No sería el envejecimiento eliminado por el proceso de selección natural? En otras palabras, la teoría de Darwin predice que los seres vivos más aptos no deberían envejecer. Creía que la longevidad era una característica determinada por la selección natural.

También que, al menos en el caso de algunas especies, un periodo vital limitado podría beneficiar de algún modo a esa especie en particular, incluso cuando fuera una desventaja desde el punto de vista del individuo. Un ejemplo de ello eran las teorías que vinculaban el envejecimiento en varones con el descenso en las secreciones testiculares.

En este sentido, hubo precursores de la llamada suplementación o reemplazo hormonal que detallaremos abundantemente.

En 1889, Charles Edouard Brown-Sequard, un fisiólogo francés, anunció a la Sociedad de Biología de París que había rejuvenecido su mente y cuerpo inyectándose un líquido extraído de testículos de perro y de cerdo de Guinea. Aparentemente las inyecciones no solo incrementaron su fortaleza física y energía intelectual, sino también aliviaron su estreñimiento y le alargaron el chorro de la orina.

Más tarde, algunos cirujanos intentaron implantar testículos completos o rebanados dentro del escroto de receptores. Leo L. Stanley, que era médico residente en la prisión de San Quintín, en California, comenzó trasplantando testículos (sacados de prisioneros recientemente ejecutados) en convictos en 1918. Algunos de los receptores refirieron una completa recuperación de la potencia sexual. Hacia 1920, la escasez de gónadas humanas indujo a Stanley a sustituirlos por testículos de carnero, cabra, venado y verraco, de los que él decía que funcionaban igual de bien. Continuó practicando cientos de operaciones, tratando pacientes con dolencias tan diversas como la senilidad, el asma, la epilepsia, la tuberculosis, la diabetes y la gangrena. La gran demanda de implantes de gónadas forjó la fortuna de al menos dos cirujanos durante los años 20 y 30.

En Francia, el emigrante ruso Sergei Voronoff trasplantaba glándulas de mono para extender la vida de sus ricos y famosos clientes. Como respetado biólogo, Voronoff experimentó con eunucos en la corte de Egipto e incluso intentó injertar ovarios de mono en mujeres, con desastrosas consecuencias.

En América, el famoso buhonero "Doctor" John R. Brinkley, trasplantó cientos de testículos de cabra en los clientes de Milford, Kansas, cuando iban envejeciendo, lugar en el que se hizo tan popular que casi sale gobernador por votación en 1930. Cada paciente tenía el privilegio de seleccionar su propia cabra de entre el rebaño del doctor.

Por último, también a principios del siglo XX, la influencia de los descubrimientos de Louis Pasteur marcó una época en la que se achacaba a los gérmenes patógenos cualquier enfermedad, incluso se veía en la exposición a ellos la causa del envejecimiento. Esto es el caso de la teoría expuesta por Metchnikoff en 1904, en la que se habla de que son las toxinas diseminadas por los microbios las responsables del envejecimiento. Hablaba del intestino grueso como de un mal necesario, un reservorio de material de desecho que nos releva de la necesidad de pararnos constantemente a defecar mientras corremos delante de los depredadores (o tras ellos).

Quedó fascinado por las fábulas búlgaras de centenarios y adscribió su longevidad al yogur, que era desconocido en Europa occidental en aquel momento. Metchnikoff abanderó la idea de que todos viviríamos 200 años tan solo si comiéramos más yogur, lleno "de los más útiles microbios, que pueden aclimatarse en el tubo digestivo con el propósito de detener las putrefacciones y las fermentaciones perniciosas." Tenía un punto de razón: las bacterias intestinales influyen en la salud, si no en la longevidad humana máxima. Lo que no sabían era que al tratarse de un lácteo, con el tiempo las consecuencias son desastrosas. Además, las bacterias externas compiten por el espacio y los nutrientes con las internas, con un grave perjuicio de éstas.

CAPÍTULO 9

LA LONGEVIDAD EN LA HISTORIA

La dieta de los longevos

Jfaf Lasuria, natural de Rusia y que llegó a vivir más de ciento cuarenta años, dijo que la fuente de la juventud se encontraba en cada uno de nosotros, pero que casi nadie sabe utilizar su propio cuerpo. Los científicos y expertos en alimentación, por su parte, en su intento de dar una dieta perfecta pero estándar, no tienen una idea tan filosófica de la salud y por ello caen en grandes errores que les llevan a fracasos desastrosos.

Un intento de modificar la dieta de los habitantes de Puerto Rico, introduciéndoles carne de buey procedente de Argentina, trajo como consecuencia una disminución inmediata de la fertilidad de sus gentes. Sin embargo, cuando se hizo lo contrario con los esquimales y se les disminuyó la ración tradicional de carne de foca y grasas saturadas, siendo sustituidas por legumbres y cereales, su índice de natalidad se triplicó. Esto nos lleva a una conclusión muy interesante, pues indica que en la naturaleza predomina por encima de toda la supervivencia de las especies, factor que está ligado fuertemente a la salud de los individuos.

Los habitantes del **Cáucaso** siempre han tenido fama de fornidos, buenos jinetes y buenos amantes de las mujeres, y llegan a sobrepasar con frecuencia los cien años de edad. Cuando llegan a los noventa años aún tienen ganas de volver a casarse, trabajan cuatro horas diarias e incluso se atreven todavía a ir de cacería. Un factor importante es que no necesitan trabajar para sobrevivir, ya que el gobierno les asegura una pensión digna y esto hace que se dediquen solamente a realizar aquellas labores que más les gusta.

En estas regiones la obesidad no se conoce y su régimen calórico apenas pasa de las dos mil calorías, incluso en épocas de frío o gran actividad. Comen verduras y frutas todo el año, carne una sola vez por semana, no toman sopas o caldos y nunca les faltan tomates, pepinos, cebolletas y ajos. Utilizan con generosidad las hierbas, tanto para condimentar sus comidas como para curarse, y su ración diaria de frutas está compuesta básicamente de manzanas, caquis, granadas y uvas. Los productos lácteos fermentados -yogur, leche cuajada- sin ningún tipo de conservantes o condimentos, son habituales.

Siguiendo con la búsqueda de cuál es su alimento clave (aunque ya hemos encontrado algunos, como son las frutas y verduras y la utilización de hierbas), sabemos que su ración de grasas la sacan de las nueces (70 por 100 de grasa), lo que les asegura una gran cantidad considerable de grasas poliinsaturadas. El azúcar blanco no lo prueban, el cual sustituyen por la miel, mucho más nutritiva y saludable. No les gusta beber té ni café y sin embargo beben un vino elaborado por ellos mismos de muy bajo contenido alcohólico, aunque en los días fríos utilizan con frecuencia el vodka. El papel de las bebidas alcohólicas en la longevidad, aún sigue sin aclarar.

Otro pueblo altamente saludable es el estado de **Hunza**, situado en el Himalaya, cuyos habitantes fueron inmortalizados en la novela *Horizontes Perdidos,* historia que posteriormente fue llevada al cine por Frank Capra. Según el príncipe Mohammed Khan, hermano del emir, el secreto de su larga vida reside en la ingestión diaria de albaricoques secos, en los cuales se encuentra la preciada vitamina B15 o ácido pangámico, increíblemente prohibida en España.

Situado a más de dos mil cuatrocientos metros de altitud, los habitantes de Hunza viven en casas de barro y piedra y tienen un régimen político cercano al comunismo moderno. La edad media sobrepasa los noventa años y es frecuente encontrarse con ancianos de hasta ciento veinte años, por más que el Gobierno se empeñe en alterar las partidas de nacimiento de estas gentes, con el fin de que el resto del mundo deje de interesarse por ellos. Cuestiones políticas, aseguran.

Como antes decía, los albaricoques forman la base de su dieta e incluso llegan a tomar la almendra triturada, siendo un sacrilegio para ellos tirarla, ya que en su interior está todo el secreto de su larga vida. La carne solamente la comen en los meses fríos del invierno, toman abundantes frutas y verduras, beben agua purísima de los glaciares y realizan largas caminatas diarias. El café y el té son sustituidos por zumo de albaricoque y los niños chupan la almendra del albaricoque en sustitución de caramelos. Lo curioso de este alimento es que los expertos occidentales han prohibido desde siempre el consumo de la almendra del albaricoque, alegando que contiene una cantidad apreciable de cianuro, precisamente lo que le confiere su sabor amargo. Pero lo que no han explicado es que la presencia en nuestro organismo de la betaglucosidasa inactiva la toxicidad de ese cianuro orgánico y que la parte carnosa de la fruta contiene una enzima llamada rodonasa, la cual compensa los excesos de cianuro de la almendra.

Siguiendo con nuestro recorrido mundial llegamos al valle de **Vilcabamba**, situado a quinientos kilómetros de Quito (Ecuador) y a 1.500 metros de altitud, en el cual las mujeres alcanzan con frecuencia los ciento veinte años de edad y siguen dando a luz incluso a los cincuenta años. Su ritmo de vida es similar a los otros dos pueblos y consiste en una alimentación de no más de dos mil calorías diarias, trabajo suave pero continuo, aire y agua limpios, así como una dieta preferentemente vegetariana. Es curioso que ninguno de los pueblos más saludables centre su alimentación en la carne.

En este pueblo viven unas dos mil personas y otras tres mil más en las laderas. Su temperatura media oscila entre 15º y 25º, salvo por las noches que enfría algo. Tienen dos estaciones al año, la lluviosa y la seca. Al igual que en los otros pueblos de longevos, sus casas están construidas con material sencillo, barro y piedras, y todos sus utensilios de cocina están elaborados con barro y ninguno contiene metales perniciosos. Estos datos posteriormente los tendremos en cuenta.

Su consumo de hierbas es alto y no faltan la menta y las hojas de naranjo, con las que se hacen infusiones que sustituyen al café. La alimentación está compuesta esencialmente de queso, frutas y verduras, principalmente papaya, maíz, plátano, cebada, uva, tomate y avena. El azúcar lo toman natural, sin refinar, procedente de la caña de azúcar.

Este pueblo no conoce la obesidad ni la calvicie, y los hombres son capaces de realizar el amor hasta pasados los noventa años, algo que les llena de orgullo. Para muchos, el secreto de tan larga vida y fecundidad está en una raíz llamada yuca, similar a la patata, la cual la toman diariamente hervida.

Estos tres pueblos que hemos comentado tienen entre sí unos puntos en común altamente clarificadores:

- Realizan ejercicio diario sin prisas; no compiten, solamente se mueven y trabajan.
- Apenas comen carne animal.
- Consumen frutas y verduras recién cogidas.
- Su ingesta calórica nunca es superior a las dos mil calorías.
- Apenas beben alcohol ni café, aunque algunos elaboran sus propios aguardientes.
- Hacen uso abundante de las plantas medicinales.
- No toman azúcar refinado ni harinas blancas.
- Viven en lugares donde la polución no se conoce.
- No tienen que competir con otros pueblos.

Datos a tener en cuenta

En México, actualmente la esperanza de vida es de 77 años (en Japón es de 84.6 años, la mayor en el mundo). Sin embargo, hay personas cuya vida se extiende sorprendentemente sobre el promedio. La longevidad se ha asociado a una dieta saludable, rica en verduras y niacina (vitamina del grupo B), e incluso a la genética. No obstante, permanece en gran parte un misterio sobre la razón básica.

Las comunidades del mundo en la que existen más longevos, Hounza (India), Abrkasia (Rusia), Vilcabamba (Ecuador) y los Tarahumaras (Méjico) presentan una característica común en todas ellas y es el aislamiento relativo del resto de la civilización. En estas comunidades los ancianos son venerados y constituye un hecho loable alcanzar la calidad de nonagenario o centenario. Probablemente el dato más significativo no es el lugar, sino el papel del anciano. Vivimos mientras somos útiles; en caso contrario el orden universal debe reemplazarnos.

En todos esos lugares existen además algunas características similares en cuanto al tipo de alimentación, donde abundan los productos naturales no elaborados. La actividad física es moderada pero mantenida a lo largo de la vida y el estilo de sociedad contribuye a lograr una estabilidad psíquica y mental. Hay cierto grado de estrés continuado, pero enfocado a la supervivencia y no a la competencia o el enfrentamiento. En estas zonas existen personas que mueren (lógicamente) en edades tempranas por enfermedades genéticas o adquiridas, incluidos los accidentes, pero aquellas que alcanzan o sobrepasan la edad de 60 años y que nunca llegan a convertirse en centenarios, presentan diferencias con estos en cuanto a los factores anteriormente mencionados.

LAS PERSONAS MÁS LONGEVAS

Examinar a las personas más longevas tiene un riesgo, pues primero había que estar seguro de que realmente fueron longevas. Curiosamente, tenemos más datos fiables sobre la longevidad de algunas especies animales que del ser humano, quizá porque nosotros tendemos a mentir y exagerar. Sabemos que la tortuga de Galápagos vive unos 150 años, el elefante 60 años, el chimpancé 50 años y el delfín 25 años, al menos las especies que ahora controlamos, no disponiendo de datos fidedignos sobre las anteriores, mucho menos de aquellas que poblaron el planeta hace miles de años. Así que nos encontramos con la misma duda que con respecto a los humanos, en cuanto a longevidad variable se refiere. No sabemos si se ha mantenido a lo largo de los siglos o ha disminuido. En el supuesto de que nada hubiera variado, este dato descalificaría la idea de que, en siglos anteriores, cuando el aire era más puro y la vegetación más abundante, las especies –incluido el hombre-, vivían más años. Pero de ser al contrario y si los animales de la antigüedad también eran más longevos, ya tendríamos una buena base de partida para mejorar nuestra actual longevidad.

LONGEVIDAD DE LOS PATRIARCAS BÍBLICOS

La longevidad de los grandes patriarcas bíblicos ha sido siempre motivo de controversias. Se dice en los textos bíblicos que Adán vivió novecientos treinta años; Set novecientos doce; Enós, novecientos cinco; Cainán, novecientos diez; Mahalalel, ochocientos noventa y cinco; Jared, novecientos sesenta y dos años; Enoc, que no murió, sino que fue arrebatado vivo por Dios, trescientos sesenta y cinco años; Matusalén, novecientos sesenta y nueve; Lamec, setecientos setenta y siete; y Noé, novecientos cincuenta años. De todos ellos, indudablemente el más recordado es Matusalén, (en hebreo: "cuando muera, será enviado"), que alcanzó la edad de 969 años. Hijo de Enoc y padre de Lamec (a su vez, padre de Noé), a quien engendró con 187 años. Según el Antiguo Testamento debió morir en el año del Gran Diluvio, alrededor del año 6000 a. de C.

Sem, que nació antes del Diluvio, vivió no obstante la mayor parte de su vida en el mundo posterior al Diluvio, momento en que se aprecian dos grandes caídas bruscas en longevidad: En Sem y su descendiente Peleg, de quien se dice vivió 239 años. Sem marca la divisoria del mundo antediluviano al postdiluviano.

Posiblemente, y esto es una especulación, el modo de medir los años nuestros antepasados no era como ahora y es posible que se hiciera mediante ciclos lunares. Nuestro calendario actual, solar, proviene del calendario egipcio que data del principios del tercer milenio antes de Cristo.

Si seguimos por otro lado el análisis de la supervivencia global, el promedio de hombres que ha alcanzado una esperanza de vida mayor se ha ido modificando desde la antigüedad hasta nuestros días. La curva de Strehler demuestra que desde la Roma antigua hasta el siglo pasado, la esperanza de vida promedio de la población se movió muy poco. La población no alcanzaba un por ciento de supervivencia de más de 45 años en ninguna parte del mundo. Sin embargo, ya en 1960 este promedio llegó a los 65 años y en la actualidad en algunos países incluyendo a Cuba, sobrepasan los 80 años. A pesar de lo anterior, la edad máxima que puede alcanzar un hombre no ha variado desde la Roma antigua hasta nuestros días.

Muy probablemente la longevidad máxima depende de condiciones de especie y no de características del ambiente que se puedan modificar. Una forma de reafirmar esto es la observación de la diferencia que existe en la longevidad máxima del antropoide (55 años), homo erectus (65 años), homo sapiens (90 años) y hombre actual (120 años).

No obstante, la estadística hay que saberla interpretar, pues no es lo mismo promedio de vida, que longevidad máxima. El promedio de vida está muy condicionado por las guerras, hambrunas y epidemias del país analizado, así como de los hijos fallecidos a los pocos días de su nacimiento. Cuando un país entra en una paz de siglos, el promedio de vida es muy alto, aunque no necesariamente aumentan los centenarios. En este libro nos interesan, especialmente, los longevos centenarios.

La brusca disminución de la longevidad

El ya mencionado Sem, uno de los tres hijos de Noé, parece que vivió «solamente» 600 años, iniciando una marcada tendencia a la disminución del período de vida. ¿A qué causas se pudo deber? Primero, se debe tener en cuenta que el hábitat del hombre antes del Diluvio era mucho más idóneo para el hombre que el actual. Fue durante el Diluvio cuando las aguas cambiaron y al cesar formaron una especie de cubierta, muy posiblemente en forma de vapor transparente, lo cual provocó un aumento de la vegetación y la comida. El registro fósil da testimonio de las grandes masas de vegetación del pasado, que nuestro mundo no conoce ni en las más espesas selvas tropicales. Éste sería, entre otros, un factor que favorecería la longevidad del hombre en aquel albor de la humanidad. Antes de entrar en adicionales consideraciones, sería conveniente recordar que los humanos actuales somos los descendientes biológicos de la primera pareja humana creada. Aunque nos apartáramos de la idea de Adán y Eva, indudablemente la especie humana tuvo que tener algún comienzo.

En principio, no hay ninguna razón por la que el hombre no pudiera vivir mil años. La causa de la muerte, descontando accidentes y patologías, es el deterioro –*el envejecimiento*- de los tejidos del cuerpo, algo que está provocado por la manera en que las células del cuerpo dejan de multiplicarse a una velocidad mayor o igual a la que las células viejas mueren. Así los tejidos van adquiriendo una carga de células muertas y envejecen. Pero este proceso de envejecimiento ha ido evidentemente acelerándose desde el Diluvio, hasta llegar a una estabilización media de la edad de muerte entre los setenta y ochenta años.

Para los científicos el relato bíblico, el Génesis, quizá ni siquiera existió, pero se le atribuye a Moisés quien, inspirado por Jehová Dios, lo escribió en el desierto desde el principio hasta 1657 a.d.C. En el relato –realmente el Pentateuco- se habla de la gran longevidad de los patriarcas (él llegó a vivir el equivalente a 120 años), muy posiblemente desde un lenguaje simbólico que manifiesta que la longevidad es un don de Dios hacia aquellos que escuchan y siguen su mensaje, y que el número no es ni literal ni más significativo que una referencia general.

También puede analizarse el texto como un lenguaje real, pero en clave numérica distinta, lo que pondría de manifiesto que los años a los que hace referencia tendrían que ser diferentes de los nuestros, pero el problema es que, aunque fueran años lunares siguen siendo vidas con una duración poco aceptable en general: o vivían demasiado, o demasiado poco, o procreaban muy longevos.

Lo que más desconcierta es que con posterioridad ya no hubo grandes longevos, pero este dato tampoco es fiable. El mundo era entonces un lugar poblado, pero sin conexión entre los distintos lugares, lo que nunca permitió establecer los promedios de vida en los diferentes países. No había datos fiables hasta la dominación romana, y eso solamente en los lugares regidos por ellos. Puestos a desconfiar, habrá que ser justos y no creer ni a los detractores ni a los creyentes religiosos.

De ser cierta la longevidad de esas personas (y de otras que nunca quedaron reflejadas en ningún escrito, ni siquiera en la transmisión verbal), podríamos considerar que el hábitat del hombre antes del Diluvio era mucho más idóneo para el hombre que el actual.

¿Qué factores llevaron a la disminución de la longevidad tras el diluvio?

El primero de ellos podría ser ambiental, cuando el colapsamiento de la cubierta de agua, seguramente vaporizada, que rodeaba la tierra a modo de filtro y de una cubierta que ahora se denominaría como efecto invernadero, daría al mundo antediluviano un clima sub-tropical de polo a polo.

Un factor adicional en el rápido declive de la longevidad humana aparece en la sabida división de los continentes, la cual fue descrita en Génesis 10:25; 1 Cr 1:19. Esto parece referirse con claridad a la división continental como acontecimiento cataclísmico, al cual hace referencia Job (38:25) cuando dice "porque en sus días fue dividida la tierra". Es muy probable que hubiera un gran desgarro continental después del diluvio de Noé y que los acontecimientos de Babel tuvieran lugar tres generaciones antes de la división continental física.

La conclusión a estos hechos es que la disminución de longevidad entre los humanos podría deberse a una variedad de factores estrechamente relacionados principalmente con dos grandes cataclismos en la historia humana: el Diluvio del Génesis y la división continental de la época de Peleg, de quien se dice vivió 239 o 339 años y relató los cambios continentales. Los datos bíblicos de catastrofismo concuerdan armónicamente con disminuciones bruscas de longevidad. Todo ello constituye una información que nos obliga a no considerar los hechos bíblicos como meras metáforas y simbolismos, tal y como los no creyentes insisten en manifestar.

Pongamos algunos ejemplos:

Grupos tribales longevos son los karaites (comunidad judía), de quien Bertoni (1857) dice que: "La edad ordinaria de los karaites es de 150 años y a veces más."

F. de Castelnau (1812) encontró guaranís (en el noroeste de Argentina) que tenían de 200 a 203 años, lo cual pudo averiguar porque recordaban episodios de la guerra entre brasileños y holandeses.

Bueno, en el capítulo dedicado a la estadística, ya exponemos nuestras dudas sobre la poca fiabilidad que tienen los datos matemáticos proporcionados. De todas maneras, pocas estadísticas se han realizado sobre hombres centenarios y demasiadas sobre el promedio de vida. A nosotros, para este libro, solamente nos interesan los datos de longevidad.

EXPECTATIVA DE VIDA ACTUAL

Albania. Expectativa de vida al nacer: Ambos géneros: 76.4 años. Masculino: 74.3. Femenino: 78.6.

Ecuador. Expectativa de vida al nacer: Ambos géneros: 76.5 años. Masculino: 74.1. Femenino: 78.9.

México. Expectativa de vida al nacer: Ambos géneros: 76.6 años. Masculino: 74. Femenino: 79.2.

Argentina. Expectativa de vida al nacer: Ambos géneros: 76.9 años. Masculino: 73.5. Femenino: 80.3.

Uruguay. Expectativa de vida al nacer: Ambos géneros: 77.1 años. Masculino: 73.2. Femenino: 80.8.

Emiratos Árabes Unidos. Expectativa de vida al nacer: Ambos géneros: 77.2 años. Masculino: 76.5. Femenino: 78.7.

Bosnia y Herzegovina. Expectativa de vida al nacer: Ambos géneros: 77.3 años. Masculino: 74.8. Femenino: 79.8.

Eslovaquia. Expectativa de vida al nacer: Ambos géneros: 77.4 años. Masculino: 73.8. Femenino: 80.9.

Polonia. Expectativa de vida al nacer: Ambos géneros: 77.8 años. Masculino: 73.8. Femenino: 81.6.

Estonia. Expectativa de vida al nacer: Ambos géneros: 77.8 años. Masculino: 73. Femenino: 82.1.

Panamá. Expectativa de vida al nacer: Ambos géneros: 78 años. Masculino: 75. Femenino: 81.2.

Croacia. Expectativa de vida al nacer: Ambos géneros: 78.3 años. Masculino: 75. Femenino: 81.5.

Estados Unidos. Expectativa de vida al nacer: Ambos géneros: 78.5 años. Masculino: 76. Femenino: 81.

República Checa. Expectativa de vida al nacer: Ambos géneros: 79.2 años. Masculino: 76.2. Femenino: 82.1.

Chile. Expectativa de vida al nacer: Ambos géneros: 79.5 años. Masculino: 76.5. Femenino: 82.4.

Costa Rica. Expectativa de vida al nacer: Ambos géneros: 79.6 años. Masculino: 77. Femenino: 82.2.

Chipre. Expectativa de vida al nacer: Ambos géneros: 80.7 años. Masculino: 78.4. Femenino: 83.1.

Eslovenia. Expectativa de vida al nacer: Ambos géneros: 80.9 años. Masculino: 78. Femenino: 83.7.

Alemania. Expectativa de vida al nacer: Ambos géneros: 81 años. Masculino: 78.7. Femenino: 83.3.

Grecia. Expectativa de vida al nacer: Ambos géneros: 81.2 años. Masculino: 78.7. Femenino: 83.7.

Dinamarca. Expectativa de vida al nacer: Ambos géneros: 81.2 años. Masculino: 79.3. Femenino: 83.2.

Bélgica. Expectativa de vida al nacer: Ambos géneros: 81.2 años. Masculino: 78.8. Femenino: 83.5.

Reino Unido. Expectativa de vida al nacer: Ambos géneros: 81.4 años. Masculino: 79.7. Femenino: 83.2.

Finlandia. Expectativa de vida al nacer: Ambos géneros: 81.4 años. Masculino: 78.7. Femenino: 84.2.

Portugal. Expectativa de vida al nacer: Ambos géneros: 81.5 años. Masculino: 78.3. Femenino: 84.5.

Malta. Expectativa de vida al nacer: Ambos géneros: 81.5 años. Masculino: 79.6. Femenino: 83.3.

Irlanda. Expectativa de vida al nacer: Ambos géneros: 81.5 años. Masculino: 79.7. Femenino: 83.4.

Holanda. Expectativa de vida al nacer: Ambos géneros: 81.6 años. Masculino: 80. Femenino: 83.2.

Austria. Expectativa de vida al nacer: Ambos géneros: 81.9 años. Masculino: 79.4. Femenino: 84.2.

Nueva Zelanda. Expectativa de vida al nacer: Ambos géneros: 82.2 años. Masculino: 80.5. Femenino: 84.

Israel. Expectativa de vida al nacer: Ambos géneros: 82.3 años. Masculino: 80.3. Femenino: 84.2.

Suecia. Expectativa de vida al nacer: Ambos géneros: 82.4 años. Masculino: 80.6. Femenino: 84.1.

Luxemburgo. Expectativa de vida al nacer: Ambos géneros: 82.4 años. Masculino: 80.1. Femenino: 84.6.

Islandia. Expectativa de vida al nacer: Ambos géneros: 82.4 años. Masculino: 80.9. Femenino: 83.9.

Noruega. Expectativa de vida al nacer: Ambos géneros: 82.5 años. Masculino: 80.6. Femenino: 84.3.

Corea del Sur. Expectativa de vida al nacer: Ambos géneros: 82.7 años. Masculino: 79.5. Femenino: 85.6.

Italia. Expectativa de vida al nacer: Ambos géneros: 82.8 años. Masculino: 80.5. Femenino: 84.9.

Canadá. Expectativa de vida al nacer: Ambos géneros: 82.8 años. Masculino: 80.9. Femenino: 84.7.

Singapur. Expectativa de vida al nacer: Ambos géneros: 82.9 años. Masculino: 80.8. Femenino: 85.

Francia. Expectativa de vida al nacer: Ambos géneros: 82.9 años. Masculino: 80.1. Femenino: 85.7.

Australia. Expectativa de vida al nacer: Ambos géneros: 82.9 años. Masculino: 81. Femenino: 84.8.

España. Expectativa de vida al nacer: Ambos géneros: 83.1 años. Masculino: 80.3. Femenino: 85.7.

Suiza. Expectativa de vida al nacer: Ambos géneros: 83.3 años. Masculino: 81.2. Femenino: 85.2.

Japón. Expectativa de vida al nacer: Ambos géneros: 84.2 años. Masculino: 81.1. Femenino: 87.1.

MÉTODOS DE INVESTIGACIÓN

Bueno, como hemos indicado anteriormente, es casi seguro que la medición del tiempo se realizaba de forma diferente en la antigüedad, no por el ciclo día y noche, aunque lo que sí parece cierto es que los personajes legendarios fueron muy longevos. Y respecto al avance en promedio de vida que comenzó en el siglo XX, los representantes de la medicina química se atribuyen el mérito, pero es solamente propaganda clasista soberbia. Olvidan dos datos: que durante siglos la Humanidad ha estado castigada por numerosas guerras que han diezmado a la población, evitando que nadie pudiera llegar a longevo, cuando no la hambruna. En el momento en que las poblaciones dejaron de pelear, la longevidad aumentó. Por lo que sabemos ahora, los longevos actuales manifiestan reiteradamente no acudir al médico casi nunca, así que la longevidad máxima actual no está relacionada con la medicina química, aunque probablemente sean decisivas la higiene, la pureza del aire o la alimentación biológica. Los medicamentos, categóricamente, no prolongan la vida.

Otra de las formas que la medicina química utiliza para confundir es cuando menciona la diferencia que existe en la longevidad máxima del antropoide (55 años), homo-erectus (65 años), homo sapiens (90 años) y hombre actual (113 años). Puesto que en la antigüedad no había medicamentos químicos y ahora sí, ellos son los salvadores. Así de sencillo y de falso. La idea de que la longevidad del ser humano es una adquisición reciente y que se debe a la ciencia médica repercute ampliamente, sin que sea contradicha ni experimente refutaciones.

De aquí podemos tomar pie para señalar que la falta de estadísticas que apoyen las tan difundidas afirmaciones sobre la longevidad humana no es casual, pero Alfred Sauvy se encarga de informarnos que "el primer tratado de demografía en todas las lenguas", data de 1741 y que solamente a partir del siglo XIII se dispone de cifras de mortalidad lo suficientemente dignas de crédito. A lo largo del texto de este autor se consiguen similares objeciones relativas a la confiabilidad de las estadísticas, disponibles o empleadas para caracterizar las poblaciones antes del siglo XIII. Además, a las observaciones sobre la poca calidad del material estadístico a disposición, se acompañan comentarios acerca de las tendencias al dogmatismo religioso y a los prejuicios por parte de los científicos dedicados a investigar estos temas.

Otras referencias históricas en cuanto a la longevidad

En medio de esta disparidad de criterios basada en las estadísticas se oyen, no obstante, voces disidentes que conciben la cuestión de la longevidad humana desde otro punto de vista. Así, por ejemplo, en la mayoría de los antiguos textos sagrados, se observa una imagen distinta de lo que habría sido la vida de los seres humanos dos o tres milenios atrás.

La literatura oriental antigua, por su parte, ofrece ejemplos como los siguientes: Chuang Tzu, aún cuando no menciona una edad de muerte, afirma que los seres humanos nunca llegaban a un "final prematuro ". Lieh Tse, quien vivió probablemente entre los siglos V y III antes de Cristo, escribió que la gente no moría "antes de llegar a los 100 años y las muertes prematuras no se conocían". Pao Ching-yen, dice que "los males contagiosos no se difundían y a una vida prolongada seguía una muerte natural".

Como decíamos antes, no tenemos registros estadísticos o pruebas de otro tipo suficientes como para establecer una conclusión, de modo que será necesario recurrir a otros argumentos para alcanzar alguna claridad en cuanto a la longitud de la vida humana. Las cifras presentadas apenas nos sirven para admitir la aparente unanimidad que habíamos encontrado, en torno a la corta longevidad humana hasta el siglo XVIII. Gracias a estas referencias, vimos que no solamente se mencionan longevidades bastantes mayores que las aceptadas actualmente, sino que se habla de una larga vida común a todos los individuos.

Manuel Lezaeta Acharán, en su conocido texto sobre medicina natural, asienta la siguiente argumentación: "Si el hombre viviese desnudo o semicubierto, comiera solamente alimentos crudos, como frutas, semillas y ensaladas, y durmiera al aire libre y sobre la tierra desnuda, moriría de viejo alrededor de los 150 años". Esta afirmación está sustentada por una rica experiencia del autor en el campo de la salud, tanto en la práctica como en la teoría. Compartimos con este autor que la muerte prematura en el ser humano se debe más a causas externas, antes que a una condición biológica o natural que así lo determine.

A nuestro modo de ver y partiendo de los indicios examinados, el ser humano era longevo desde la antigüedad; pero hasta hace poco y por término medio, determinadas condiciones ambientales le impidieron alcanzar la vejez, y ahora está recuperando el terreno perdido. Todo esto referido a las poblaciones europeas urbanas, ya que los no europeos y los campesinos seguramente ofrecen una evolución diferente.

Bronislaw Malinowski (1884), al exponer sus experiencias con comunidades del Pacífico, dice: "La salud es, para los Melanesios, un estado natural y, a menos que se altere, el cuerpo humano se conserva en perfectas condiciones. Pero los nativos saben perfectamente bien que existen medios naturales que pueden afectar la salud e incluso destruir el cuerpo. Venenos, heridas, quemaduras, caídas, etc., causan, como ellos saben, incapacitaciones o muertes por vía natural. También se reconoce que el calor, el frío, el exceso de ejercicio, de sol o comida, pueden causar desarreglos menores que se tratan con remedios naturales, como los masajes, el agua termal y ciertas plantas".

Por otra parte, el historiador Alberto Armani, hablando de los guaraníes, habitantes originales de lo que hoy es Paraguay, explica: "Los guaraníes, como todos los indígenas de América, habían sido sanísimos en su vida aborigen y no conocían prácticamente enfermedades mortales, salvo las de la primera infancia y… la vejez. No tenían, en cambio, defensa frente a enfermedades importadas por los europeos y sus costumbres".

RELACIÓN DE LAS PERSONAS MÁS LONGEVAS DEL MUNDO MODERNO

Entre los supervivientes del holocausto judío hay ya varios centenarios, lo mismo que entre las personas que sobrevivieron a la 1ª y 2ª guerra mundial. Eso indica que debe haber otro factor aún más importante que la alimentación, el agua o la vida en plena naturaleza. A mi modo de ver, hay uno: la capacidad de adaptación. Eso al menos es lo que ha permitido a numerosas especies sobrevivir, mientras que otras, aparentemente más poderosas, han sucumbido. No se trataría, pues, de tener todo a nuestro favor, sino de adaptarnos sin problemas una y otra vez a las circunstancias adversas, e incluso con una sonrisa. A fin de cuentas, el ser humano destaca entre todas las especies por su facultad para reír, y eso debe ser por algo. Eso y su habilidad para cambiar el entorno, es otro detalle que debemos tener muy en cuenta.

No menos importante es el psiquismo, ya que si crees que morirás joven o que serás presa de múltiples enfermedades al llegar a la vejez, con seguridad así ocurrirá, tal y como la Ley de la Atracción nos recuerda. Quien escribe este libro ha dejado bien claro a su Destino que llegará a centenario con óptima salud, y esto no es cuestionable.

Hay también otros nombres que figuran en esta lista de personas longevas, pero que no han sido admitidos como tales por dificultades en su localización y comprobación de datos. Se trata de:

Khfaf Lausuria, que con una edad comprendida entre 131 a 141 años era una de las centenarias de mayor edad del Cáucaso.

Shirali Mislimof, que vive en Azerbaidzhan, con edad estimada de 167 años, es considerado el hombre más viejo del mundo.

En 1484 nació en Inglaterra Thomas Parr que fue un vegetariano que murió en 1635, por lo tanto, vivió 152 años.

En 1980 las revistas Los Ángeles Times y Weekly World News publicaron artículos sobre Wu Yunqing, que vive en China y que aparecía fotografiado a los 142 años montado en bicicleta.

La revista Cúrate de agosto de 1975 expuso el caso del turco vegetariano Zora Agha que vivió 164 años.

Detalle

Esta es una lista de las personas más longevas verificadas en la historia del mundo. Con el fin de ser incluidos en esta lista, se ha intentado verificar su edad por un comité internacional. Hasta el 26 de marzo del 2009, esta lista contiene siete supercentenarios vivos, que incluye a Gertrude Baines de 115 años, 2 meses y 21 días (42.085 días en total), la mujer más longeva. El título de la persona verificada más longeva de la historia lo tiene la mujer francesa Jeanne Calment (1875–1997), de 122 años y 164 días. De las personas en la lista, 10 son hombres y 90 son mujeres.

La lista está basada en cada edad individual de años y días. Un "año" se refiere a un año del calendario, el tiempo entre dos fechas con el mismo nombre. Sin embargo, los años pueden ser de diferentes longitudes debido a la presencia o ausencia de años bisiestos, o a la conversión de datos de un calendario a otro. Un supercentenario es considerado "verificado" si su reclamación ha sido aceptada por el comité internacional que específicamente se encarga en investigar la longevidad, como el Gerontology Research Group (GRG) o el libro Guinness de récords mundiales.

Jeanne Calment (122 años)

Nacida el 21 de febrero de 1875 y fallecida el 4 de agosto de 1997, es indudablemente una de las personas más longevas del siglo XX. Natural de Arles (Francia), de padre carpintero y madre sin profesión, estuvo casada con su primo Fernand, un rico comerciante que la permitió vivir sin apuros económicos y dedicarse a cultivar sus aficiones: tenis, ciclismo, natación, patinaje, piano y ópera, quedándose viuda en 1942 después de que él comiera unas cerezas envenenadas.

Tuvieron una hija nacida en 1898 y un hijo en 1926, cuando Jeanne contaba ya 51 años. Su hija murió a los 36 años de neumonía y su hijo, quien se convirtió en médico, a los 37 años a causa de un aneurisma debido a un accidente de moto. Estos traumas psicológicos, no mermaron su longevidad.

En 1965, cuando tenía 90 años y sin un heredero, vendió su casa, aunque le permitieron seguir viviendo en ella hasta que en 1985 se trasladó a una residencia, donde permaneció hasta cumplir los 110 años. Sin embargo, atrajo la atención de los periodistas en 1988, cuando se reunió con ocasión de la celebración del centenario de la visita de Vincent Van Gogh en Arles. En esta fecha afirmó que estuvo reunida con el pintor cien años antes, en 1888, cuando tenía 13 años y el pintor fue a comprar pinturas a la tienda de su padre. Jeanne le describió como sucio, mal vestido y desagradable, muy feo, poco agraciado, y poco refinado.

A los 114 años, apareció brevemente en la película de Vincent Van Gogh interpretando su propio papel, convirtiéndose en la actriz más antigua del mundo. El documental sobre la longevidad de Jeanne Calment fue publicado en 1995, y un año más tarde, para celebrar sus 121 años, se editó un CD titulado "Maestra del tiempo", en el cual habló sobre el rap y el hip-hop. Después de su 122 cumpleaños, con su salud deteriorada, ya no efectuó ninguna aparición pública y murió cinco meses después.

Todos los miembros de su familia vivieron relativamente a una edad avanzada: su hermano mayor murió a los 97 años, su padre 93 años y su madre con 86. La salud de Jeanne Calment anunció su récord de longevidad cuando a la edad de 85 años comenzó esgrima, y paseaba en bicicleta a los 100 años. Vivía sola hasta su 110 cumpleaños, antes de incorporarse a una casa de retiro. Allí siguió siendo saludable y capaz de subir escaleras hasta los 114 años y 11 meses, cuando sufrió una caída que requería una operación.

Jeanne Calment atribuyó su longevidad y relativamente joven apariencia al aceite de oliva que utilizaba para la alimentación, así como al chocolate de cada semana. Jeanne

Calment comía ahumados hasta la edad de 117 años y un día decidió que no tenía motivos para fumar.

Juana Bautista de la Candelaria Rodríguez (127 años)

Esta cubana deseó en 2009 "Felicidad y mucha salud para toda la humanidad y en especial para los cubanos". Nacida el 27 de febrero de 1885, en la provincia de Granma, confesó en una entrevista reciente que le gusta estar informada y prefiere los noticiarios de televisión.

Fue la segunda de 13 hermanos; la madre, Cecilia Rodríguez, murió centenaria, y el padre a los 96 años; los dos primeros hijos fallecieron pequeños y el otro, Eleduvildo Cabrera, vive aún.

La atendieron un geriatra, un médico general integral y una enfermera, y explicó su larga existencia por el aire puro del campo, alimentación variada, y "el corazón desde siempre repleto de amor" para los semejantes.

-Me siento realizada, feliz con lo que me ha regalado la vida, con esta familia linda y mi Patria…

Increíblemente lúcida aún a sus 124 años cumplidos, se preciaba de respirar el aire puro del campo, una de las razones de su larga existencia, a la que suma alimentación rica en viandas.

Sus ojos opacos y las rodillas ya apenas la sostenían, pero estaba desprovista de excesivo tejido adiposo, pero aún elástico, y como ella aseguró: "de huesos duros como los de un chivo".

-Pasé una niñez normal, éramos 13 hermanos, yo la segunda, aunque tuvimos que trabajar bastante para ayudar a los viejos; nos alimentábamos bien y recibíamos buena enseñanza de nuestros padres. Mamá murió de 100 años y papá de 96.

"Me enamoré del que fue mi esposo hasta su ida, el 3 de abril de 1986. Se llamaba Santo Cabrera Suárez, mantuvimos un matrimonio feliz, de amor, respeto y dura lucha.

"Lo que más me gusta es caminar, tomar café, comer dulce, la música de órgano, cobrar mi pensión, estar en casa y tener cerquita a Yalenis, mi tataranieta de tres años.

Kamato Hongo (116 años, 45 días)

Kamato Hongo, nació en Tukonoshima, Japón, el 16 de septiembre de 1887, y falleció el 31 de octubre de 2003. Fue la persona más longeva de Japón y del mundo desde marzo de 2002. Vivió en Kagoshima (Kyushu) durante la mayor parte de su vida. Esta anciana supercentenaria celebró su 116 cumpleaños en septiembre de 2003, apenas poco más de un mes antes de su muerte.

Se le concedió el título de la persona más vieja después de la muerte de Denzo Ishisaki en 1999, logrando gran celebridad gracias a la comercialización de merchandising (llaveros, tarjetas telefónicas, etc.) que resaltaba su longevidad.

Kamato Hongo que apareció en la televisión japonesa durante varios periodos, antes de morir llevaba varios meses postrada en su cama. Tuvo siete hijos y por lo menos 27 nietos. Además, era conocida en todo Japón por su hábito de dormir dos días consecutivos para luego permanecer despierta los dos siguientes. Durante sus últimos años, vivió con su nieto Tsuyoski Karauchi, quien aseguró recientemente a la BBC que dormir era uno de sus pasatiempos favoritos, incluso la alimentaban mientras dormía. Al consultarle sobre el secreto de la longevidad de su abuela, Karauchi dijo que ella creció en un buen ambiente y se alimentaba con productos locales saludables. Agregó que nunca fumó, pero sí comenzó a beber hace casi dos décadas cuando cumplió los noventa años. Se cree que su dieta, basada en el consumo de pescado y vegetales, contribuyó a su longevidad.

En la isla de Kyushu han nacido ya varias personas muy longevas, lo que le permite ser recomendada como lugar de larga vida.

Yone Minagawa (114 años, 221 días)

Yone Minagawa nació en Fukuoka el 4 de enero de 1893. Vivía en una clínica para ancianos en su ciudad y cuando su marido falleció, Yone puso a sus hijos a trabajar como vendedores de flores y verduras en una mina de carbón.

Era una persona alegre y de buen sentido del humor. También le encantaban las fiestas de cumpleaños y otros acontecimientos recreacionales en la clínica de ancianos. Leía el periódico todos los días, y también las cartas que le llegaban de sus familiares.

Falleció el 13 de agosto de 2007.

Emiliano Mercado del Toro (115 años y 154 días)

Emiliano Mercado del Toro nacido en Puerto Rico en 1891, ha sido considerado como el hombre vivo con más años del planeta, y el tercero que ha vivido más años de cuantos han figurado en el Libro Guinnes, después de superar a Ramona

Trinidad Iglesias fallecida en 2004 a la edad de 114 años y 272 días.

En 1993 recibió una medalla honorífica de manos del entonces presidente de los Estados Unidos, Bill Clinton, durante las conmemoraciones del 75º Aniversario del fin de la I Guerra Mundial.

Emiliano Mercado del Toro fue el mayor de dos hermanos, permaneció soltero y nunca ha tenido hijos, por lo que fue atendido por sus sobrinos y los descendientes de éstos. Según su testimonio, su prolongada longevidad se debe al consumo de maíz, bacalao y leche, que tomaba cada día.

Falleció a los 115 años y 5 meses de edad, el 24 de enero de 2007 a las 8:30 de la mañana en Isabela, Puerto Rico.

Shigechiyo Izumi (120 años, 237 días)

Shigechiyo Izumi nació en Tukonoshima en 1865 y murió el 22 de febrero de 1986. Con 120 años es el varón más longevo (a excepción del francés Aníbal Camoux), y la segunda persona, a lo largo de la vida que más años ha sobrevivido, sólo por debajo de la francesa Jeanne Calment. También tiene el récord de la carrera en activo más larga de una persona, trabajando en distintos lugares hasta la edad de 98 años. Su esposa falleció a los 90 años.

Este anciano japonés bebía el shochu (una bebida destilada de la cebada), y permaneció fumando hasta los 70 años. Empezó su trabajo en 1872, criando animales, controlando un molino de azúcar, y jubilado como granjero de la caña de azúcar en 1970 a los 105 años. Shigechiyo Izumi atribuía su larga vida a "Dios, Buda y el Sol." En los últimos años de su vida tenía una estatura de 1.62 metros y pesaba 42.6 kilogramos.

Sigechiyo Izumi falleció a causa de neumonía después de una hospitalización breve el 21 de febrero de 1986, precisamente el mismo día que Jeanne Calment cumplía su 111º aniversario. Fue la última persona superviviente reconocida que haya nacido durante la década de 1860, el único varón que vivió más de 116 años y el poseedor durante más tiempo del título de "la persona viviente más vieja". Hay una estatua en su honor en su pueblo natal en Japón.

Fred H. Hale (113 años y 353 días)

Fred H. Hale nació el 1 de diciembre de 1890 en Jamesville, Nueva York. Obrero de la postal ferrocarrilera, jubilado y apicultor, Fred Hale se casó en Mooers en 1910, el mismo año en que nació su primer hijo. Reconocido por el Libro Guinness como el chofer en activo más viejo hasta que cumplió 108 años (se dice que particularmente le irritaban los chóferes lentos), permaneció viviendo en solitario hasta su 103º aniversario. A los 109 años se trasladó desde Liverpool a Nueva York sin ningún acompañante, aunque el propósito del viaje era para estar cerca de su hijo más joven. Unos años después, se mudó de nuevo a Baldwinsville, en Estados Unidos.

Su pasatiempo favorito fue el jugar a las cartas, hábito que mantuvo hasta el día de su muerte, y a pesar de las secuelas de las cataratas, que había contraído hacía ya varios años, todavía tenía la visión extraordinariamente buena para un centenario. Él y su hijo menor viajaron extensivamente después de su 95º aniversario, algo que muchas personas hacen durante todo el transcurso de su vida. Después de esto visitó a su nieto en Japón, realizando varias paradas por Hawai en el viaje de regreso, donde se aventuró a practicar surf. Después de llegar a centenario a finales de 1990, visitó Europa con su hijo mayor Hale y visitó los sitios donde sirvió su hijo en el ejército durante la Segunda Guerra Mundial.

Fred Hale tenía una familia extensa. También sobrevivió a su esposa y a tres de sus cinco hijos. El hombre más longevo en jubilarse, fue empleado gubernamental durante la mayor parte de su vida, así como también el apicultor más viejo registrado, entre otros honores y records. Él relataba a menudo la verdadera historia de sus cacerías de ciervos a la edad de cien años, en Missouri. Fred Hale achacaba su longevidad al polen de abeja y miel que consumía cada día, junto con el ligero trago ocasional de whisky.

Falleció a causa de una neumonía, el 19 de noviembre de 2004, en Jamesville, Nueva York, apenas 12 días antes de su 114º cumpleaños.

OTROS LONGEVOS REGISTRADOS

Bernice Madigan

Nació el 24 de julio de 1899. Fue la residente más longeva del estado de Massachusetts y pese a su sorprendente edad, aseguraba no tomar medicamentos ni vitaminas diarias.

Participó en el Estudio Centenario de Nueva Inglaterra de la facultad de Medicina de la Universidad de Boston y fue entrevistada y filmada por el Centro para el Envejecimiento de la Universidad de Chicago y ABC World Nrews. Se unió a las redes sociales, con perfiles en Facebook y Twitter.

Madigan murió mientras dormía a la edad de 115 años, 163 días, a las 2 de la mañana del 3 de enero de 2015.

Susannah Mushatt Jones

Esta centenaria afroamericana nació el 6 de julio de 1899 y murió el 12 de mayo de 2016, siendo hasta entonces la persona más longeva viviendo en Nueva York. Jamás fumó, bebió alcohol, salió de fiesta, se maquilló o tiñó el cabello. Dormía aproximadamente 10 horas al día y atribuía parte de su larga vida al hecho de que no permaneció casada por mucho tiempo.

Edad: 116 años y 311 días

Jeralean Talley

De descendencia afroamericana, nació el 23 de mayo de 1899 en Georgia. Pasó gran parte de su infancia, compartida con 10 hermanos, en una granja cosechando algodón, cacahuate y camote. En 1936, contrajo matrimonio y poco después dio a luz a su única hija. Nunca aprendió a conducir automóviles (habiéndolo intentado alguna vez sin éxito) y cree que la clave para una vida larga es tratar a otros en la manera en que te gustaría ser tratado.

Ella dijo que vivía según su regla de oro. Era conocida en la comunidad por su sabiduría e ingenio, y cuando la gente buscaba su consejo, ella les decía que usaran el sentido común, diciendo: "No tengo mucha educación, pero con el poco sentido que tengo, trato de usarla".

El 17 de junio de 2015, Talley murió después de una semana de hospitalización.

Edad: 115 años, 202 días

Gertrude Weaver

Nació el 4 de Julio de 1898 en Arkansas. Contrajo matrimonio a la edad de 17 años y tuvo cuatro hijos. El más pequeño, Joe, fue el único en ser testigo de su cumpleaños número 116, a la edad de 93 años. Asegura que el secreto de su longevidad es confiar en Dios, trabajar duro y amar a todo el mundo, así como hacer lo que puedes, y si no puedes, no puedes.

El 6 de abril de 2015, Weaver murió de neumonía a la edad de 116 años y 276 días en la residencia donde residía en Camden.

Misao Okawa

Nació el 5 de marzo 1898 en Osaka (Japón) y es la titular de varios récords, entre ellos, el de ser la persona más longeva del mundo y la última persona en Japón en haber nacido en la década de 1800. Acredita su larga vida al sushi y el sueño.

El 27 de febrero de 2013, unos días antes de cumplir 115 años, Misao Okawa fue reconocida oficialmente por Guinnes World Records como la mujer viva más vieja del mundo, y recibió un certificado en su hogar de ancianos en Osaka.

Murió el 1 de abril de 2015 a los 116 años, 281 días.

CENTENARIOS FAMOSOS

Leila Denmark, pediatra estadounidense, murió en 2012 con 114 años y 60 días.

Alexander Imich, parapsicólogo estadounidense, murió en 2014 con 11 años y 124 días.

Carmen Martínez Sierra, actriz española, murió en 2012 a los 108 años y 188 días.

Manoel de Oliveira, director de cine portugués, murió en 2015 a los 106 años.

Lupita Tovar, actriz mejicana, murió en 2016 a los 106 años y 103 días.

Jacques Barzun, escritor americano, murió en 2012 a los 104 años y 330 días.

Norman Lloyd, acto estadounidense, vivo, 104 años.

Pepín Bello, escritor español, murió en 2008 a los 103 años y 243 días.

Olivia de Havilland, actriz estadounidense, viva, con 103 años.

Kirk Douglas, actor estadounidense, vivo, con 102 años

Peggy Gilbert, saxofonista estadounidense, murió en 2007 a los 102 años y 26 días.

Marina Semionova, bailarina rusa, murió en 2010 a los 101 años y 362 días.

Ramón Serrano Suñer, abogado español, murió en 2003, a los 101 años y 354 días.

David Rockefeller, banquero estadounidense, murió en 2017 a los 101 años y 281 días.

Isabel Bowes-Lyon, madre de la Reina Isabel II de Inglaterra, murió en 2002 a los 101.

Irving Berlin, compositor estadounidense, murió en 1989 a los 101 años y 134 días.

Enrique Iturriaga, compositor peruano, vivo, con 101 años.

Bob Hope, actor estadounidense, murió en 2003, a los 100 años y 59 días.

CAPÍTULO 10

FACTORES PSICOLÓGICOS DE LONGEVIDAD

Estos son los 10 factores psicológicos más importantes:

1) Sentido de propósito en la vida,

2) capacidad psicológica para adaptarse a la adversidad con sentido del humor,

3) actitud de fe en uno mismo,

4) seguir siendo útil a las personas,

5) ser feliz con lo que se tiene y no sufrir por lo que no se tiene,

6) realizar actividades que estimulen la actividad intelectual,

7) ausencia de rencor y envidia,

8) humildad y perseverancia,

9) empatía y capacidad para perdonar,

10) sentirse diferente a los demás.

Analicémoslos por separado:

1) Sentido de propósito en la vida:

Cuando leí al Dr. Lavergne sobre qué le gustaba de su vida, dijo "haber podido dar… compartir con los demás y haber enseñado a otros lo que yo sabía". La investigación científica parece estar de acuerdo con sus observaciones y muestra que las personas longevas han mantenido una sensación de propósito a lo largo de sus vidas. Tal parece que sentir que la vida tiene sentido da, en efecto, "vida" a las personas longevas. Para los longevos, generalmente la vida no ha sido fácil, han sufrido sacrificios y cada uno de los logros ha sido duramente trabajado. Para los longevos, muchas veces el trabajo, realizado con vocación e integridad - independientemente de si fue remunerado o no-, les ha dado sentido a sus vidas. Cada uno estamos en la vida por una razón, no solamente para vivir, y puesto que formamos parte del universo, nuestro sentido de la vida debe orientarse a averiguarlo y llevarlo a cabo.

2) Capacidad psicológica para adaptarse a la adversidad con sentido del humor:

Una de las características que con mayor frecuencia nos sorprende de las personas longevas es su capacidad para encontrar el lado humorístico de las situaciones difíciles. Esa actitud cautiva, deslumbra y cuestiona a los demás. Normalmente las personas más enfermas son quienes no tienen sentido del humor, quienes prefieren ver siempre el lado malo de su existencia. El humor, que no la risa, sirve para reconocer realidades difíciles y para protegernos del dolor de las heridas emocionales. Cuando creas que en tu vida todo va mal, piensa en las cosas que aún tienes (casa, comida, compañía…), y recréate en ellas para que el destino no te las quiete. Nos adaptamos a las adversidades con la mente, no con el cuerpo.

3) Actitud existencial de fe en uno mismo y la divinidad:

Tal parece que, a medida que van llegando a edades más avanzadas, las personas tienden a irse acercando más a Dios. No te avergüences si decides ponerte a rezar y hablar con tu dios. Te sentirás cómodo en tu relación personal con Él y te asombrarás de la respuesta. Los científicos saben que la espiritualidad ayuda a que la gente viva más, pero exactamente cómo ocurre esto es, aún, un misterio. Quitar los símbolos religiosos de los hospitales ha sido una mala idea promocionada por personas vacías de mente y alma. Si quieres vivir más y mejor, mantén tus creencias sólidas, sin necesidad de aprobación por los incrédulos. Además, llegado el momento de tu muerte, realizarás el cambio con felicidad. Toda esta posición favorable a las creencias místicas te llevará a la fe en ti mismo, a creer en sus habilidades, a estar orgulloso de tus logros y modo de pensar.

4) Seguir siendo útil a las personas:

Aún cuando estés enfermo o seas un anciano, podrás seguir siendo útil a los demás. La sabiduría que hayas adquirido a lo largo de tu vida les servirá a quienes te rodean.

Notarás que eres útil a los demás cuando veas que se acercan a ti con frecuencia, quizá solamente para hablar o pedirte un consejo. Compañía, consejos y afecto son fáciles y baratos de dar, lo mismo que ese dinero que ya no te podrás llevar a la tumba. Incluso aunque estés recluido en una residencia, allí seguramente encontrarás personas más indefensas que tú que requieren una ayuda que puedes darles.

5) Ser feliz con lo que se tiene y no sufrir por lo que no se tiene:

Da la impresión de que las personas longevas tienen una actitud de aceptación de las cosas como son. Pareciera que no pelean tanto con la realidad como otras personas. El destino a veces está tan bien escrito que es mejor dejarse llevar por los acontecimientos. El factor psicológico que más diferencia a las personas longevas del resto de la población es la capacidad de "no pelear con la realidad", de aceptar las cosas como son, lo que no implica la resignación. Como grupo, las personas longevas se enojan mucho menos y son menos impulsivas que el resto de la población, y éste es un rasgo que los acompaña desde siempre. ¿Para qué mirar los bienes del vecino? Siempre encontrarás a tu alrededor alguien que parece más afortunado que tú, pero esto es solamente porque vemos el escaparate de la vida ajena, no la trastienda.

6) Realizar actividades que estimulen la actividad intelectual:

Además de realizar las labores de tu profesión, deberás buscar un hobby o pasatiempo que te guste, que te apasione. Quizá debas rescatar algo que hacías en tu juventud y que dejaste por la familia o el trabajo. Volver a la universidad es una buena opción, lo mismo que conocer la naturaleza, los parques de tu ciudad, ir al cine o al teatro, escribir, pintar, jugar al ajedrez. Busca también el placer en la conversación, en los coloquios o conferencias, aunque quizá las puedas impartir tú a los demás.

Los neurólogos geriátricos comentan que las personas longevas que mantienen actividades complejas, que requieren de la participación de diferentes áreas cerebrales (como escribir, realizar manualidades o tocar un instrumento musical, etc.), logran crear constantemente nuevas reservas para compensar las alteraciones neuronales y circulatorias del proceso de envejecimiento.

7) Ausencia de rencor y envidia:

¿Existe alguna razón práctica para guardar en tu mente los malos pensamientos hacia determinadas personas? O los transformas en comprensión, perdón y benevolencia, o los olvidas, pero no te recrees en el odio. La moderación tiene su mejor manifestación en el campo de las emociones, especialmente cuando modificamos positivamente todo lo relacionado con el enojo, la ira y el resentimiento. La hostilidad hacia los demás no nace en nuestro interior, la dejamos entrar cuando queremos. Así que cierra bien la puerta de tus pensamientos hacia estas emociones insanas, especialmente al rencor, la más perversa de las emociones.

8) Humildad y perseverancia:

La soberbia es sinónimo de altivez, arrogancia, vanidad e ignorancia. Los antónimos son la humildad, la modestia, la sencillez, etc. Mira a un soberbio y no verás a una persona feliz, ni siquiera cuando hace daño. Observa a un humilde y solamente verás la sonrisa en su rostro. El orgulloso lo es por sus buenos logros; el soberbio solamente es una pose. El orgulloso acepta el perdón; el soberbio lo exige y se recrea maliciosamente en quien lo pide.

Nada te será dado gratis y sin esfuerzo en tu vida, mucho menos la felicidad, así que persevera en tus correctas acciones. Si delegas en los demás tu bienestar o felicidad, siempre estarás insatisfecho. Insiste en tu deseo de ser muy longevo.

9) Empatía:

Las personas con empatía son aquellas capaces de escuchar a los demás y entender sus problemas y motivaciones; por eso poseen normalmente alto reconocimiento social y popularidad, ya que se anticipan a las necesidades antes incluso de que sus acompañantes sean conscientes de ellas, y saben identificar y aprovechar las oportunidades comunicativas que les ofrecen otras personas.

Ponte en el lugar de los sentimientos ajenos y te será más fácil comprenderles y llevarte bien con ellos.

10) Siéntete diferente a los demás:

Al destino tienes que darle una razón para hacerte longevo. ¿Por qué razón tú, en especial, te mereces cumplir 120 años? La mayoría de los superlongevos dejaron una huella en la historia o a su alrededor, así que aporta algo diferente y grandioso en tu vida que justifique vivir muchos años.

Estos factores nos llevan a lo que denomino como:

LOS MANDAMIENTOS DE LA LONGEVIDAD

Quizá algún lector desearía encontrar en estos diez mandamientos de obligado cumplimiento para alcanzar los 120 años, o al menos llegar a centenario, el nombre de alguna píldora o planta medicinal que se mencione como el elixir de la eterna juventud. De existir, hace tiempo que estaría en peligro de extinción por uso abusivo. Y no es que no existan productos naturales que nos puedan ayudar a llegar a estas míticas edades (en este libro se detallan la mayoría de ellos), sino que por delante de los productos milagrosos están otros requisitos mucho más decisivos. Así que repase la siguiente lista, por orden de importancia:

- Querer llegar a ser muy longevo. Si su idea de la vejez es buena y deseable, ya tiene dado el primer paso, y el más imprescindible. Solamente se alcanza lo que deseamos.

- Estar convencido de que llegará. Ese pensamiento debe permanecer en su mente todos los días de su vida, y no es cuestionable. Usted llegará a cumplir 120 años sin lugar a dudas.

- Tener una razón para llegar. Es eso que llaman el *leit motiv*, el motivo conductor de tu vida. Aquello por lo cual merece la pena luchar, perseverar o vivir. La mayoría de los grandes longevos tenían un motivo importante, como por ejemplo dejar huella en este mundo, alcanzar sus sueños, o cuidar de familiares o personas desvalidas.

- Tener una creencia espiritual sólida. Si su mente racional le dice que no hay nada más allá de lo que ven sus sentidos, su misión en la vida será muy corta. Intente comprender y estudiar las creencias religiosas y místicas que han perdurado en el tiempo. Seguro que se identificará con una de ellas y ese impulso vital le hará casi eterno.

- Dieta hipocalórica. Es el primero de los mandamientos de longevidad que no tiene relación con la mente o el alma. También es el más fácil de cumplir y el más económico de todos. No más de 2.000 calorías/día.

- Actividad mental variada. Su mente racional debe estar siempre en activo, en total renovación. Solamente se oxida y muere lo que no tiene función. Estudie, investigue, pruebe cualquier opción que obligue a su mente a que permanezca en plenitud. Y eso durante toda su vida. Hay tanto que aprender… El buen funcionamiento del cerebro condiciona la salud de su organismo, pues de ese órgano depende todo.

- Ejercicio físico moderado. Si quiere puede acudir periódicamente a un gimnasio, aunque no le será imprescindible. Trabaje suavemente, no se fatigue y sienta placer por el movimiento, sin competir con nadie. Y lo más importante: estírese ampliamente todos los días. Si su cuerpo se dobla, su vitalidad también.

- Consuma alimentos saludables. Este requisito ya es de dominio universal, aunque la gente no tiene claro en qué consiste un alimento saludable. Consuma alimentos de la tierra y del mar, nada más. Si son biológicos, mejor.

- Rodéese de un ambiente saludable. Y esta recomendación no solamente está relacionada con el aire o la contaminación en general, sino con su entorno más cercano. Aléjese de las personas hostiles, de las masas vociferantes, de los programas de televisión degradantes, y busque grupos o personas afines a sus creencias y deseos. Si tiene pareja estable, reviva su amor; y si está solo, busque alguien con quien caminar por la vida. El ser humano es social, gregario, no debe vivir solo.

- Consuma nutrientes específicos y plantas medicinales. Ahora hay un arsenal de productos dietéticos y plantas medicinales inocuas que le ayudarán a permanecer sano y fuerte. Asesórese mediante un profesional o libros sobre cuáles le convienen a usted. Deberá consumirlos de forma alternativa durante toda su vida, del mismo modo que deberá dormir, comer y amar.

La mayoría de la gente muere en los hospitales, intensamente medicadas, no lo olvide.

....

CAPITULO 11

SUSTANCIAS, NUTRIENTES Y PLANTAS MEDICINALES ANTIENVEJECIMIENTO

SUSTANCIAS ANTIENVEJECIMIENTO

Aunque la mayoría de las personas sienten un gran interés por encontrar la "fuente de la eterna juventud", aquella sustancia que nos garantice larga vida a cambio de ningún esfuerzo, los intentos por encontrar una analogía del Santo Grial han sido infructuosos. No obstante, y sin que la lista que describimos a continuación pudiera dar lugar a desmesuradas ilusiones y errores de apreciación, hay una larga serie de nutrientes y plantas medicinales que han demostrado utilidad para conservar la salud durante el paso de los años, y si hay salud probablemente llegaremos a longevos.

El lector deberá consumir de manera continuada varios de estos complementos que describimos a continuación, pues la mayoría de ellos poseen una larga reputación como rejuvenecedores. Los experimentos efectuados con ellos en personas voluntarias han demostrado su gran eficacia, y otros son producto de recomendaciones ancestrales muy fiables. Una vez demostrada su efectividad como factores de longevidad e inocuidad, se han puesto a la venta en algunos países y en otros están prohibidos, así que sugerimos a la persona interesada en algunos de ellos que los adquiera a través de Internet en firmas de reconocido prestigio.

REJUVENECEDORES GENERALES

DHEA

Esta hormona adrenal fue aislada por el médico alemán Adolf Buternandt en 1931 en la orina humana, pero tuvieron que pasar veinte años para que gracias al trabajo de los investigadores Mijeon y Plager se encontrara en la sangre y se detectara su origen en las glándulas suprarrenales. En ese mismo año se confirma que los niveles de esta hormona disminuyen tanto en la mujer como en el hombre a medida que se envejece y se estudian los resultados de la administración de esta sustancia, tanto por vía oral como por inyección intravenosa. En un principio las pruebas se realizan tan sólo en varones, sin experimentar con esta sustancia en mujeres.

Ya en la década de los 70 se empiezan a constatar de una manera más palpable los efectos beneficiosos de esta sustancia en los animales (ratas y ratones), a los cuales se suministra dicha hormona a través de la alimentación. Así se llega a comprobar que los animales sometidos al experimento vivían más, al mismo tiempo que adelgazaban y tenían más energía y vigor. A pesar de estos descubrimientos, su utilización en la clínica humana se demoró hasta el 1994, cuando el profesor Samuel Yen de la Universidad de San Diego, California publicó los resultados positivos de sus experimentos, confirmando el efecto anti-envejecimiento de esta hormona. Así, el profesor Samuel Yen constata que la administración de la DHEA en pacientes de edad madura conlleva una serie de cambios no sólo biológicos, sino físicos y psicológicos muy beneficiosos. A partir de este momento la DHEA se presenta ante la prensa como la revolucionaria hormona de la juventud.

Lo que ahora sabemos es que la dehidroepiandrosterona es una hormona producida por las glándulas suprarrenales y es la precursora de las hormonas esteroides testosterona y estrógenos. La DHEA disminuye con el avance de la edad tanto en hombres como en mujeres y existen numerosos estudios que indican que administrada por vía oral puede mejorar las funciones neurológicas e inmunes, así como los desórdenes ocasionados por el estrés y proteger contra algunos tipos de cáncer y enfermedades cardiovasculares.

Realmente se trata de una hormona endógena que actúa como precursora de las hormonas sexuales masculinas y femeninas, precisamente aquellas que comienzan a disminuir después de los 30 años, siendo más baja en algunas personas con anorexia, enfermedades renales en etapa terminal, diabetes tipo 2 (diabetes que no depende de la insulina), SIDA, insuficiencia suprarrenal y en pacientes gravemente enfermos. Los niveles de DHEA también se pueden reducir de forma drástica por un determinado tipo de drogas, entre las que se incluyen la insulina, los corticosteroides, los opiáceos y el danazol (un esteroide).

La podemos encontrar también con el nombre de androstenediona, clenbuterol, dehidroepiandrosterona, DHA, DHAS, metiltestosterona, nandrolona y oxandrolona, siendo extraida a partir del extracto de Ñame silvestre (diosgenina).

Podríamos considerar al DHEA como una pre o pro hormona, siendo esta la razón por la cual se ha comercializado como un complemento dietético. Una vez ingerida interviene en la formación y excreción de ciertas hormonas sexuales. Nuestro organismo comienza a producir pequeñas cantidades de esta hormona a la edad de 7 años hasta los 25 años, que es cuando alcanza su máximo nivel para después decrecer su producción un 20% cada diez años.

Sus efectos a corto plazo son notorios, mejorando la vitalidad y bienestar de una manera notoria, fortaleciendo el sistema inmunológico, reduciendo los malestares de la menopausia, y ayudando con la prevención de osteoporosis, así como la mejora de las funciones neurológicas, memoria, y la calidad del ciclo de sueño.

A largo plazo encontramos mejoras en la respuesta positiva contra el cáncer, a las enfermedades cardiovasculares, a la diabetes, a la obesidad, al lupus eritematoso sistémico, y al Alzheimer. Otros estudios clínicos realizados en la universidad de California en San Diego, indican que incrementa la masa y fuerza muscular. El mismo estudio demostró que las personas que recibían este tipo de tratamiento presentaban una sensación física y psíquica de bienestar. La dosis diaria recomendada es de 25 a 50mg en una toma por la mañana.

Estos son los efectos reconocidos, siendo más notorios en las personas de más edad:

Anti-envejecimiento y longevidad.

Aumento de energía y vigor.

Mejora del apetito sexual.

Preserva la masa muscular e incrementa el funcionamiento atlético.

Mejora el equilibrio de la insulina (enfermos de diabetes).

Mejora el estado y la densidad de los huesos (enfermos de osteoporosis).

Desarrolla la memoria y el sistema cognitivo.

Combate enfermedades de tipo degenerativo como el Alzheimer y el Parkinson.

Puede mejorar el bienestar, la calidad de vida, la capacidad en los ejercicios, el apetito sexual y el nivel hormonal en personas con función adrenal insuficiente (enfermedad de Addison).

Depresiones.

La mayoría de los ensayos clínicos que investigan el efecto de la DHEA en la pérdida de peso o grasa apoyan su uso para este propósito.

Lupus sistémico eritematoso.

Se han observado incrementos en la densidad mineral ósea.

Investigaciones iniciales recomiendan el uso de DHEA por vía intravaginal para promover la regresión de las lesiones cancerosas en el cuello del útero.

Fatiga crónica.

Enfermedades terminales.

Enfermedad de Crohn.

Demencia.

Insuficiencia cardiaca.

VIH/SIDA

Trastornos de ovulación y menopausia acompañada de dolor vaginal, osteoporosis, oleadas de calor, alteraciones emocionales como fatiga, irritabilidad, ansiedad, depresión, insomnio, dificultades de concentración y memoria o una disminución en el apetito sexual.

Esquizofrenia, así como síntomas de ansiedad y síntomas depresivos y negativos que la acompañan.

Disfunción eréctil y disminución de la libido en hombres y mujeres.

Síndrome de Sjogren (ojos secos).

En forma tópica para combatir el envejecimiento de la piel.

Precauciones

Esta hormona se puede recetar a varones que se hayan sometido previamente a controles de próstata, y a mujeres en periodos menopáusicos, aunque está contraindicada en casos de cáncer o predisposición.

En medicina deportiva se considera sustancia doping.

PREGNENOLONA

Se obtiene a partir del metabolismo del colesterol, presentando un potencial muy variado como precursor de numerosas e importantes hormonas naturales. La Pregnenolona es la sustancia básica para la producción de hormonas sexuales (estrógeno, testosterona), las hormonas del estrés (cortisona, cortisol) y de la DHEA. Teniendo en cuenta que la cantidad de Pregnenolona producida por el organismo desciende con la edad, las funciones metabólicas que dependen de hormonas esteroideas se verán de la misma forma reducidas. El aporte regular de un complemento de Pregnenolona puede reactivar las funciones metabólicas, tener efectos positivos sobre numerosas enfermedades, y proteger contra el envejecimiento debido a la edad. Por eso, la Pregnenolona está considerada –igual que la DHEA– una hormona antienvejecimiento.

Su metabolismo es muy complejo. Todos los miembros pertenecientes a esta clase de substancias con base hormonal, presentan una característica común: la estructura químicamente definida de esteroides. La Pregnenolona es el primer metabolito de lípidos de origen alimenticio –los colesteroles–, y constituye el elemento de construcción más importante para que el organismo pueda realizar la síntesis de las hormonas esteroideas. Como la Pregnenolona es un precursor, el organismo puede producir gracias a ella la cantidad de elementos esteroideos que necesita en cada momento. La cantidad de Pregnenolona endógena (puesta a disposición por el organismo) desciende con la edad, sin que se pueda identificar claramente una regresión específica de sexo.

La Pregnenolona puede presentarse en el cuerpo sin ser modificada, o ser transformada en dehidroepiandrosterona (DHEA) y actuar como tal. Pero si se necesita, puede ser transformada en progesterona y utilizada como tal (la progesterona regula algunas funciones sexuales femeninas como el ciclo de menstruación). Esta transformación en DHEA o en progesterona se lleva a cabo en función de la necesidad física o psíquica, derivadas de enfermedades o de condiciones particulares (menopausia), y permite la síntesis de otras hormonas (hormonas del estrés, hormonas sexuales). Una administración conjunta de Pregnenolona y de DHEA aumenta la eficacia de las dos substancias, ya que la Pregnenolona es un precursor directo de la DHEA.

Algunos efectos de la Pregnenolona, como la mejora de las funciones cognitivas, se atribuyen directamente a su acción.

Otros muchos efectos se deben a la acción indirecta de las hormonas intermediarias derivadas de la Pregnenolona.

Se utiliza, además de su efecto como antienvejecimiento, en:

Enfermedades inflamatorias de las articulaciones (artritis).

Cansancio crónico, estrés y agotamiento

Depresiones, estados de ansiedad e insomnio.

Memoria. Protege contra los problemas de la función cerebral y de las demencias asociadas con la edad, como por ejemplo la enfermedad de Alzheimer. Las personas jóvenes y las personas sanas también pueden sacar provecho de las virtudes estimulantes de la Pregnenolona a nivel de rendimiento cerebral.

Afecciones ginecológicas. Al tratarse de un precursor de las hormonas sexuales femeninas (progesterona y estrógeno), un aporte de Pregnenolona puede estabilizar la función sexual de la mujer, por ejemplo en caso de molestias de la menstruación o de la menopausia.

Se recomienda un tratamiento con Pregnenolona a todos los diabéticos de más de cuarenta años, y a veces conviene administrarla a pacientes más jóvenes que sufren diabetes juvenil. Varios ensayos han probado que la Pregnenolona renueva las células beta del páncreas y puede ser así eficaz contra la diabetes.

La Pregnenolona (con o sin DHEA) puede ser igualmente utilizada de manera óptima en colaboración con la melatonina pues activa la energía y la capacidad de rendimiento durante el día, mientras que la melatonina garantiza la regeneración de la energía durante la fase de reposo nocturno. Las dos hormonas garantizan el equilibrio energético, la resistencia al estrés y la regeneración. Éstas aumentan la resistencia a las perturbaciones de la salud en todos los sistemas del organismo hasta bien entrada la edad madura.

Precauciones:

El producto sólo puede ser utilizado a partir de los 25 años de edad en dosis entre 15 a 200 mg/ día. No administrar a personas afectadas de epilepsia.

ACETIL- L- CARNITINA

La acetil-L-carnitina es un éster del aminoácido L-carnitina (Lisina + metionina), que a su vez puede ser sintetizado por el cuerpo. La acetil-L-carnitina misma se forma a partir de una enzima transferasa en el hígado, los riñones y el cerebro humanos. En lo que se refiere a sus efectos biológicos, la acetil-L-carnitina aumenta la absorción de la acetil-CoA en las mitocondrias, las centrales nucleares de las células, durante la oxidación de los ácidos grasos. Así, se estimula la producción de acetilcolina y se favorece la síntesis de las proteínas y de los componentes de las membranas celulares.

Debido a estos efectos bioquímicos basales, la L-carnitina y su éster se convierten en una especie de carburante para la producción de energía en las células. Por eso, una carencia de esta sustancia en todas las células del cuerpo se hace evidente, siendo esta sustancia muy necesaria en tejidos sobrecargados (musculatura, músculo cardíaco, cerebro, etc.) que pueden fallar.

El mecanismo exacto de acción de la acetil-L-carnitina todavía no ha podido ser descifrado. Según estudios realizados recientemente, el éster actúa como un parasimpatomimético debido a sus similitudes estructurales con la acetilcolina. Así, la acetil-L-carnitina actúa como un neurotransmisor colinérgico que estimula el metabolismo neuronal en las mitocondrias. Grupos de investigadores atribuyen ese efecto colinérgico de la acetil-L-carnitina al bloqueo de la inhibición posináptica. Según otros autores, ese efecto obedece a una estimulación directa de la sinapsis. Es significativo el hecho de que la acetil-L-carnitina puede estabilizar la fluidez de las membranas, mediante la regulación de los niveles endógenos de esfingomielina. Esto se puede relacionar con el aumento del metabolismo energético celular en las mitocondrias. La acetil-L-carnitina se manifiesta como una reserva de sustratos para producir nueva energía. El mantenimiento de unos niveles adecuados de acetil-L-carnitina puede ser la clave para evitar una muerte excesiva de células neuronales. También se ha demostrado que la acetil-L-carnitina podría favorecer la eficacia de algunos factores de crecimiento neuronal en determinadas regiones del cerebro.

De forma natural, la acetil-L-carnitina aparece sobre todo en el cerebro, pero también en otros tejidos. Por eso, existe esta sustancia como suplemento nutricional. Aunque es difícil constatar una verdadera carencia de acetil-L-carnitina, puesto que lo sintetiza el propio cuerpo, con la edad desciende el nivel del éster en los tejidos.

La Acetil-L-Carnitina (ALC) es un compuesto estimulante similar a un aminoácido. Se ha demostrado que produce una mejoría de las funciones cognitivas en personas mayores sanas y en pacientes con enfermedad de Alzheimer y fortalece al músculo cardíaco. La idea que la ALC puede disminuir el envejecimiento proviene de la evidencia de que mejora la función mitocondrial en varias maneras. Las mitocondrias son las centrales de energía de las células, donde se produce toda la energía necesaria para mantener los procesos vitales. Se ha especulado que la causa del envejecimiento está determinada por una declinación de la producción de energía por las mitocondrias.

En general, se ha demostrado que un aporte extra de acetil-L-carnitina puede resultar útil en:

Enfermedad de Alzheimer: En muchas investigaciones clínicas se ha podido comprobar que la acetil-L-carnitina puede influir positivamente en pacientes con demencia cognitiva del tipo Alzheimer.

Depresión: En pacientes con depresión grave un suplemento de acetil-L-carnitina puede contribuir a un cambio en el ciclo circadiano de la secreción glucocorticoide y a un aumento del nivel de cortisol total.

Trastornos circulatorios cerebrales: Existen estudios relacionados con la isquemia cerebral y la repercusión que muestran resultados positivos del suplemento de acetil-L-carnitina. Estos estudios también han demostrado que el aporte de acetil-L-carnitina puede mitigar las consecuencias neurológicas de estas enfermedades.

Trastornos cardiovasculares: Al igual que la L-carnitina, la acetil-L-carnitina favorece el transporte de ácidos grasos para la producción de ATP en las mitocondrias de la musculatura esquelética y del músculo cardiaco, protegiendo de la acción nociva de los radicales libres.

Consecuencias negativas de la diabetes: Un suplemento intravenoso de acetil-L-carnitina en los diabéticos podría aliviar los dolores neuropáticos y mejorar la función nerviosa periférica. La sustancia posee efectos positivos sobre trastornos metabólicos y funcionales derivados de la polineuropatía diabética.

Abuso del alcohol: Numerosos estudios atribuyen tanto a la L-carnitina como a la acetil-L-carnitina un efecto de desintoxicación etílica del hígado.

COENZIMA Q10

También conocida como ubiquinona, se trata de uno de los elementos más importantes en la producción de energía, estando presente en cantidades significativas en el corazón y el hígado, esencialmente en las mitocondrias, lugar en donde se produce ATP, la molécula encargada de ceder la energía necesaria en todos los procesos celulares. Además, se ha comprobado su gran capacidad antioxidante, capaz de lograr un proceso reversible en los procesos oxidativos anormales, lo que representa un gran potencial terapéutico en las terapias antienvejecimiento, enfermedades malignas y como potenciador del rendimiento deportivo. Sin embargo, la absorción de CoQ10 oral a través del intestino es muy baja, y por ello se ha sugerido que para que tenga valor terapéutico se necesitan altas dosis (1200 mg/por día).

El Coenzima Q-10 ayuda al resto de enzimas a realizar su función, y participa en numerosos procesos corporales. Se ha comprobado una gran similitud entre las propiedades antioxidantes de la vitamina E y las de la coenzima Q-10, jugando ambas un papel muy importante en la generación de energía celular, siendo también un estimulante del sistema inmunitario, de la circulación, ayudando por ello a proteger el sistema cardiovascular.

Se extrae de la caballa, salmón, sardinas, nueces y carnes.

Si la tomamos en pastillas, en mejor unirla a ácidos grasos esenciales para mejorar su biodisponibilidad.

Se emplea ampliamente en:

Como coadyuvante en el tratamiento del cáncer de mama, aunque requiere dosis altas.

Para reducir la frecuencia de arritmias cardíacas, mejorar la función ventricular izquierda, y prevenir la deficiencia congestiva cardiaca. Además, la Q10 mantiene la coordinación y la fuerza del corazón.

Estabiliza la tensión arterial sistólica.

Algunos ensayos clínicos muestran un aumento del HDL y disminución del LDL, aunque no parece impedir el desarrollo de las placas ateroscleróticas en los vasos sanguíneos.

Impide la toxicidad de las antraciclinas, medicamentos que se emplean para tratar el cáncer y que inducen afecciones cardiacas.

Mejora levemente la fecundidad.

Alivia los síntomas del SIDA.

Previene la progresión de la enfermedad de Parkinson si se emplea dosis de 1200 mg/por día.

Para tratar la enfermedad de Huntington (una alteración neurológica degenerativa).

Contribuye a mejorar la salud de las encías y dientes, especialmente si están afectados de periodontitis.

Disminuye los efectos perniciosos de la radioterapia en el cáncer de pulmón.

Parece eficaz para prevenir las jaquecas en unión a la vitamina B2.

Ataxia de Friedreich. Las investigaciones preliminares parecen ser prometedoras en el tratamiento de esta enfermedad.

Varios estudios han demostrado beneficios de la coenzima Q10 en personas con diagnóstico de insuficiencia cardiaca crónica (con o sin cardiomiopatía), incluidos los receptores de trasplantes. En algunas partes de Europa, Rusia y Japón, la Q10 se considera una terapia estándar para pacientes con insuficiencia cardiaca congestiva.

A menudo se recomienda la Q10 en pacientes con enfermedades mitocondriales, entre las que se incluyen miopatías, encefalomiopatías y síndrome de Kearns-Sayre.

En las distrofias musculares se han descrito cierto mejoramiento en la capacidad para efectuar ejercicio, en la función cardiaca y sobre todo en la calidad de vida.

Con el paso del tiempo la capacidad de biosíntesis de la coenzima Q10 desciende considerablemente, por lo que en las personas mayores su deficiencia se puede acusar de forma notable si tenemos en cuenta que:

Frena en envejecimiento.

Es capaz de aumentar la energía y la tolerancia ante el esfuerzo.

Mejora la función inmune.

Tiene una potente actividad antioxidante.

Es capaz de actuar frente a los efectos tóxicos de algunos fármacos.

También puede ser de utilidad en:

Esclerosis lateral amiotrófica, asma, parálisis de Bell, dificultades para respirar, cáncer.

Síndrome de Ménière.

Fatiga crónica.

Ataxia cerebral, síndrome de fatiga crónica, enfermedad crónica de obstrucción pulmonar.

Sordera, disminución de la motilidad de los espermatozoides (astenozoospermia idiopática), gingivitis, caída del cabello (alopecia por quimioterapia).

Palpitaciones irregulares del corazón, hepatitis B, colesterol alto, corea de Huntington, enfermedades del sistema inmunológico, infertilidad.

Insomnio, insuficiencia renal, inflamación de las piernas (edema), longevidad, enfermedad hepática o agrandamiento del hígado.

En los enfermos de Alzheimer, la unión de la coenzima Q10 con el hierro y la vitamina B6 puede minimizar los síntomas de demencia y retrasar de forma progresiva la pérdida de memoria.

Cáncer de pulmón, degeneración macular, síndrome de Melas, diabetes mellitus y sordera de herencia materna.

Prolapso de la válvula mitral, nutrición parenteral, obesidad, síndrome Papillon-Lefevre, enfermedad de Parkinson.

Bajo rendimiento físico, prevención del daño muscular causado por las drogas "estatinas" que reducen el colesterol, trastornos psiquiátricos.

Reducción de los intervalos QT (arritmias ventriculares), disminución de los efectos secundarios de la droga fenotiazina, disminución de los efectos secundarios de los antidepresivos tricíclicos.

Úlcera estomacal.

Ayuda a adelgazar al mejorar la combustión de las grasas de reserva.

Contraindicaciones:

Puede disminuir la eficacia del anticoagulante warfarina.

Puede disminuir la eficacia de doxorubicina, un medicamento empleado para las enfermedades del corazón.

No la use si está embarazada o amamantando.

La Q10 puede bajar los niveles de azúcar en la sangre.

La Q10 puede reducir la presión arterial.

Se recomienda precaución en las personas con enfermedades hepáticas o que toman medicamentos que pueden causar daño al hígado.

En teoría, la Q10 puede alterar los niveles de las hormonas en la tiroides como la levotiroxina, aunque esto no se ha probado en humanos.

NADH

La nicotinamida adenina dinucleótido (NAD) es una coenzima que encuentra en todas las células vivas. El compuesto es un dinucleótido, ya que consta de dos nucleótidos que se unieron a través de sus grupos de fosfato, con un nucleótido que contiene una base de adenina y nicotinamida.

En el metabolismo, la NAD participa en reacciones redox llevando a los electrones de una reacción a otra. La coenzima por lo tanto puede encontrarse en dos formas en las células: NAD como un agente oxidante que acepta electrones de otras moléculas, y como NADH, que puede ser utilizado como un agente reductor de donar electrones. Estas reacciones de transferencia de electrones son la principal función del NAD. Sin embargo, es también utilizado en otros procesos celulares, en particular, como sustrato de las enzimas para añadir o eliminar grupos de sustancias químicas de las proteínas, de modificaciones post.

En el organismo, la NAD puede ser sintetizada a partir de los aminoácidos triptófano o ácido aspártico. Como alternativa, los componentes de las coenzimas son tomados de los alimentos a partir de la vitamina niacina. Algunos compuestos NAD también se convierten en fosfato de nicotinamida adenina dinucleótido (NADP), similar a la NAD pero con diferentes funciones en el metabolismo.

El NADH tiene un rol importante en la generación de ATP (adenosina trifosfato), la forma en que el organismo utiliza la energía y ha demostrado ser efectiva para el tratamiento del Parkinson y Alzheimer, en estudios realizados en Europa. También es necesaria para la regeneración del glutatión oxidado.

El NADH se deriva de la nicotinamida (o vitamina PP), siendo indispensable para millares de reacciones bioquímicas y encontrándose en estado natural en todas las células del organismo. Su presencia es especialmente crucial en el cerebro, el sistema nervioso central, los músculos y el corazón. En realidad, cuanta más cantidad de NADH tenga una célula, más puede producir energía para funcionar eficazmente.

El NADH se encuentra en el tejido muscular del pescado, el pollo y la carne de res, así como en los productos alimentarios hechos con levadura. Sin embargo, se desconoce si el organismo puede absorber o usar de manera eficiente el NADH de estos alimentos. También está disponible como suplemento nutricional.

El NADH parece ser una molécula químicamente inestable que se descompone rápidamente. Por este motivo, se han desarrollado técnicas para estabilizar el NADH que se vende en comprimidos. En la actualidad, se desconoce cuáles de los productos de NADH comercialmente disponibles son los más eficaces.

En estudios de investigación se han usado 10 mg al día, tomados sólo con agua y con el estómago vacío.

Los estudios demuestran que:

Es un antioxidante potente que regenera la coenzima Q10 y el ácido alfa lipoico.

Estimula la producción de los neurotransmisores noraldrenalina, dopa y serotonina, mejorando así el carácter, la concentración y la rapidez de la reflexión.

Mejora la memoria celular.

Es especialmente útil para las personas que sufren de cansancio crónico, depresión, hipertensión, y enfermedades de Alzheimer y Parkinson.

Es útil para mejorar la resistencia de los atletas.

Puede ser empleada para:

Aumentar la producción de energía celular (cada molécula de NADH produce 3 moléculas de ATP).

Intervenir en la regulación celular y reparación del ADN.

Potenciar el sistema inmunitario (aumenta de forma especialmente notable la Interleukina-6).

Como antioxidante. Actúa regenerando los antioxidantes naturales de nuestro organismo.

Estimula la biosíntesis de la dopamina, la adrenalina y la noradrenalina. Tiene un efecto positivo sobre las funciones fisiológicas como la fuerza, el movimiento, la coordinación, el estado de alerta, las funciones cognitivas, el estado anímico, el deseo sexual y la secreción de la hormona de crecimiento.

Proteger contra los efectos dañinos del alcohol (el NADH interviene en la enzima alcohol deshidrogenasa, presente en la metabolización del alcohol).

Mejorar las facultades atléticas (al aumentar el transporte de oxígeno a los tejidos, disminuir el tiempo de reacción y mejorar la agudeza mental y la capacidad de alerta). El NADH aumenta la energía atravesando la membrana celular y alcanzando el citoplasma de la célula dando como resultado un aumento de energía en forma de ATP. Al incrementar la producción de ATP en la célula y estimular la biosíntesis de dopamina, permite combatir las alteraciones funcionales del cerebro y la somnolencia provocada por el jet-lag (alteración del reloj interno por cambios bruscos de horario).

Mejorar resultados en pruebas o exámenes cognitivos, en la mejora del estado de ánimo y en disminuir la somnolencia.

Potencia la memoria (está constatado que el aumento de dopamina, adrenalina y noradrenalina incrementan las funciones cognitivas).

Aprovechar el efecto antienvejecimiento. Debido a su potente acción antioxidante y a su intervención para reparar el ADN, una mayor cantidad de NADH protege frente a enfermedades degenerativas como la arteriosclerosis, el cáncer, la diabetes y las enfermedades autoinmunes, entre otras.

Síndrome de fatiga crónica (SFC).

Depresión.

SAW PALMETTO *Sabal serrulata, Serenoa repens* (varones)

Palma enana

La actividad farmacológica principal del extracto de Saw Palmetto es la inhibición de la enzima 5a Reductase y la consiguiente reducción de la hormona DHT, causante en gran medida de la inflamación de la próstata, uretra y la alopecia o calvicie. La principal ventaja del Saw Palmetto sobre estos elementos es que el Palmetto no ocasiona ningún efecto colateral por ser un producto 100% natural, además de ser más económico.

A diferencia de otros andrógenos como la testosterona, la DHT no puede ser transformada a estradiol por la enzima aromatasa.

La DHT juega un papel en el desarrollo y exacerbación de la hiperplasia benigna de próstata, como también en el cáncer prostático mediante la ampliación de esta glándula. Sin embargo, existe evidencia que la DHT tiene, paradójicamente, efectos casi nulos sobre el crecimiento de la próstata. Este descubrimiento ha abierto el debate sobre el uso de la DHT en vez de la testosterona en terapias de reemplazo de andrógenos. El crecimiento prostático y la diferenciación son altamente dependientes de las hormonas sexuales, particularmente la DHT. También es conocida por su participación en el desarrollo de algunos casos de acné.

La hormona DHT y la calvicie:

Los hombres con alopecia androgenética o calvicie tienen niveles altos de la DHT (Dihidrotestosterona) en el cuero cabelludo. Los receptores del organismo que captan la DHT se encuentran por lo general en próstata, hígado y piel (junto a los folículos pilosos) en los folículos sebáceos.

Algunos estudios han demostrado que el Saw Palmeto tiene los mismos efectos que los medicamentos utilizados contra este tipo de calvicie, sin sus efectos secundarios. El medicamento finasterine, por ejemplo, puede causar alteraciones en la respuesta sexual de los varones. Saw Palmeto en sus dosis indicadas comienza a dar resultados satisfactorios a partir de 12 semanas de uso continuo.

Efectos sobre la próstata:

Saw Palmetto, además, tiene una específica acción desinflamatoria sobre la próstata y la uretra, disminuyendo considerablemente los malestares y permitiendo la permanencia del deseo sexual.

En un estudio clínico que se realizo a 350 pacientes con Hiperplasia Prostática benigna que estuvieron en tratamiento con Saw Palmetto, se observó después de 9 semanas de tratamiento una reducción del 47% en la frecuencia en la que se levantaban a orinar por la noche, un aumento de 53% en el chorro de orina y una reducción del 44% en la orina que queda en la vejiga (orina residual).

Se recomienda, pues, el uso del Saw Palmetto en varones mayores de 40 años con objeto de mantener y prevenir problemas de próstata.

Algunos síntomas relacionados con la HBP (Hiperplasia Prostática benigna) son:

Dificultades para orinar

Dificultades para iniciar la micción.

Chorro más débil.

Retención Urinaria.

Necesidad de orinar más seguido.

Despertarse varias veces en la noche para orinar.

Eyaculación Prematura.

Goteo de orina al acabar

Eyaculación dolorosa.

Dolores de espalda.

Dolores de testículos.

DONG QUAI (mujeres)

Angelica sinensis

El Dong quai, que también se conoce como angélica china, se ha usado por miles de años en la medicina china, coreana y japonesa, y sigue siendo una de las plantas más populares en la medicina china para las afecciones de salud en las mujeres. A esta planta se le llama "ginseng femenino" por el uso que se le da en trastornos ginecológicos (tales como menstruación dolorosa o dolor pélvico), recuperación o dolencias de alumbramiento y fatiga /bajas energías. También se ha usado para la vigorización de xue (que se traduce de forma imprecisa como "la sangre") para afecciones cardiovasculares e hipertensión, inflamaciones articulares, dolores de cabeza, infecciones y dolores nerviosos. Sin embargo, sigue siendo confuso si el Dong quai produce los mismos efectos que los estrógenos del cuerpo o bloquea la actividad de éstos.

En la medicina china, el dong quai es el que se usa más a menudo en combinación con otras hierbas y se usa como un componente de fórmulas para la deficiencia hepática, deficiencia de balance y deficiencia del bazo. Se cree que presenta un mejor efecto en pacientes con un perfil yin, y se considera una hierba de calentamiento leve. Se cree que el dong quai regresa el cuerpo al orden correcto al vigorizar la sangre y armonizar las energías vitales. El nombre dong quai se traduce como "regreso al orden" por las supuestas propiedades restaurativas que posee.

Aplicaciones

Amenorrea (ausencia de período menstrual): Existen datos de que el dong quai corrige esta enfermedad.

Artritis: El dong quai se ha usado de forma tradicional en el tratamiento de la artritis, siendo más eficaz junto con otras plantas medicinales tradicionales, incluso en osteoartritis y artritis reumatoide.

Dismenorrea (menstruación dolorosa): Junto con el Agnus cactus y el aceite de Onagra, logra la curación en la mayoría de las enfermas.

Púrpura trombocitopénica idiomática: Un estudio demostró una gran utilidad en personas afectadas de esta enfermedad.

Dolor de cabeza por migraña menstrual: Unida al tanaceto soluciona la mayoría de los casos de jaquecas o migrañas.

Síntomas menopáusicos: El dong quai se usa en fórmulas chinas tradicionales para síntomas menopáusicos. Se ha planteado que esta hierba puede contener "fitoestrógenos" (químicos con efectos similares a los estrógenos del cuerpo).

Disminución de la libido: Es ahora la aplicación más requerida, siendo de efecto más notorio en las mujeres menopáusicas.

GEROVITAL

Procaína (GH3 y KH3)

Ana Aslan nació en Braila (Rumania) el 1 de enero de 1897 y los resultados de sus investigaciones en los procesos de envejecimiento fueron tan espectaculares que asombraron a médicos y a científicos de todo el mundo. En 1946, había descubierto las múltiples acciones de una sustancia conocida y usada en terapéutica: la procaína, una sustancia que había probado con un estudiante con artritis reumática con muy buenos resultados, siendo el comienzo de su fuerte interés en lo que llegaría a ser el medicamento Gerovital H3.

Entre los años 1952 y 1974, la doctora Ana Aslan fue profesora y directora del Instituto de Geriatría de Bucarest (Rumanía), y, finalmente, desde 1974 directora general del Instituto de Gerontología y de Geriatría. En 1985 (con 88 años de edad), la Dra. Ana Aslan estaba en la cumbre de su celebridad. Títulos, órdenes, medallas, distinciones, premios... iban entrando a su despacho mientras su terapia del envejecimiento para el organismo y la piel, daba la vuelta al mundo. Sus enfermos eran innumerables tanto anónimos como famosos (De Gaulle, Hö Chi Minh, Tito, Sukarno, Indira Gandhi, Marlene Dietrich, Silvester Stallone, Zsa Zsa Gabor, Omar Sharif...).

Treinta y cinco años de investigación y sus estudios en más de 300.000 personas se convirtieron en una poderosa evidencia para Gerovital. En reconocimiento por esta cualificada investigación acerca del envejecimiento y enfermedades relacionadas, recibió cerca de 40 premios nacionales e internacionales. El único premio que la faltó para que su colección estuviera completa fue el Premio Nobel de Medicina.

Sus logros se materializaron en dos productos básicos:

Gerovital H3

Con el paso de los años, las membranas celulares van perdiendo los lípidos que contribuyen a mantener su elasticidad; en consecuencia, se vuelven más rígidas y tienden a romperse. La falta de oxigenación de las células se traduce en una pérdida de la luminosidad de la piel; ello se debe a que la circulación sanguínea se va haciendo más lenta y le llegan menos nutrientes. También la alteración de la circulación linfática produce sus efectos sobre el cutis. Este sistema, paralelo a los vasos sanguíneos, es el encargado de purificar los tejidos de las grandes macromoléculas que no pueden ser eliminadas a través de la sangre.

En cuanto a la flaccidez, que se debe a la pérdida de la elasticidad de la dermis, produce como consecuencia una caída de la piel y una pérdida de la nitidez del óvalo facial.

Gerovital H3 en loción y crema contiene principios activos extraídos del pepino e iones de magnesio que les confiere las siguientes propiedades:

Acción regeneradora y nutritiva.

Aumentan la conductividad eléctrica al nivel de las células epiteliales y mejoran el aporte de oxígeno, fenómeno que favorece el efecto regenerador y nutritivo sobre la piel.

Acción vasodilatadora.

Estimula el riego sanguíneo, un factor indispensable para que el oxígeno y las distintas sustancias nutritivas lleguen a la piel y ésta pueda deshacerse de sus productos de desecho.

Acción inhibidora de la insolubilidad de los precursores del colágeno.

Impiden la formación de colágeno insoluble que afecta los mecanismos biorreguladores de la piel.

Acción eutrófica.

Aumenta la elasticidad y la resistencia de las membranas de las células epiteliales, lo que se refleja en una recuperación de la turgencia y la tersura de la piel.

Acción reguladora del pH de la piel.

Favorece la producción del manto ácido, una delicada película que protege la piel e impide la proliferación bacteriana.

Acción tonificante.

Gracias a su contenido en ácido hialurónico, la loción presenta notables efectos tonificantes.

Prevención de las manchas del embarazo.

KH3

Este es un preparado en cápsulas, aunque en algunas clínicas rumanas se aplica en inyectable. El tratamiento debe hacerse al menos durante 5 meses seguidos, con un intervalo de 2 a 4 semanas sin medicación. Se requiere un tratamiento anual.

Una capsula contiene: Procaína HCL 50,0mg, Hematoporfirina 0,2mg, Carbonato de Magnesio 30,0mg, Fosfato de sodio h 0,60mg, Cloruro de Potasio 0,6mg, Fosfato de Magnesio H 0,6mg.

Se emplea en personas de edad avanzada en:

Disminución de la capacidad física y psíquica

Disminución de la circulación cerebral y sus consecuencias como déficit de la memoria, perdida de la concentración, declinación de la vigilancia

Trastornos de la audición y de la circulación, causadas por la edad

Disturbios en la circularon periférica

Elasticidad vascular reducida

Dolor como consecuencia de artropatías

Envejecimiento de la piel.

L-ARGININA

Este es otro de los aminoácidos no esenciales (realmente es un aminoácido condicional) que, sin embargo, es ampliamente utilizados en todo el mundo desde su síntesis. Precursor del aminoácido ornitina y de la urea, es un constituyente esencial de la hemoglobina, de las proteínas elastina y colágeno, así como de la formación de la insulina pancreática y del glucagón, compuesto éste último empleado en medicina por su efecto en la diabetes. Sintetizado parcialmente por el aminoácido esencial citrulina, la arginina se piensa que es capaz de estimular la producción de la hormona hipofisaria Somatotropa, la cual es la máxima responsable del crecimiento humano mientras dura la actividad de la glándula pituitaria. Sin embargo, estudios posteriores han demostrado que esta facultad puede extenderse a edades muy superiores e incluso a la vejez, lo que explicaría su uso cada vez más extendido en los tratamientos rejuvenecedores. Esta propiedad y el hecho de que forme parte del líquido seminal han motivado un creciente interés por este aminoácido, tanto en la dietética como en medicina.

Funciones orgánicas:

La mayoría de las posibilidades terapéuticas que se nombran a continuación no han sido confirmadas por todos los investigadores y esto nos deja la duda de cuál es el factor o las circunstancias que motivan el que este aminoácido haga efecto en algunas personas y en otras no. Su unión al aminoácido Lisina, el cual comparte muchas de sus acciones terapéuticas, tampoco proporciona resultados más estables que cuando se emplea en solitario.

Se trata de un precursor del óxido nítrico, una molécula producida por la enzima óxido nítrico sintasa en muchos tejidos y que en el endotelio vascular se comporta como vasodilatadora, antiaterogénica y antiagregante plaquetaria. El estudio detallado de esta reacción enzimática indica que el óxido nítrico sintasa tiene una gran afinidad por su sustrato, la arginina, que se encuentra en concentraciones altas en el endotelio. Por tanto, resultaba sorprendente que el funcionamiento de esta enzima estuviera condicionado por las variaciones en las concentraciones de arginina debidas al aporte nutricional. A esto se le llamó "paradoja de la arginina". Sin embargo, se ha demostrado recientemente la existencia de un inhibidor endógeno del óxido nítrico sintasa denominado dimetilarginina asimétrica. Este compuesto disminuiría la formación del óxido nítrico por inhibición competitiva con el sustrato natural, la arginina. De ahí la importancia de la suplementación con arginina para contrarrestar este efecto. Además de la arginina, existen otros componentes de la dieta que pueden influir también en la síntesis de óxido nítrico por el endotelio vascular.

En la mujer la L-Arginina estimula la vasodilatación del clítoris, aumentando su capacidad de erección, que es en el estado que se vuelve más sensible al roce y, en consecuencia genera placer y propicia el orgasmo.

En el varón, aumenta la vasodilatación de los vasos sanguíneos del pene y la llegada de sangre.

Estas son algunas de sus aplicaciones más confirmadas:

Precursor de la síntesis del Óxido Nítrico (NO)

Ayuda a bajar la presión sanguínea.

Estimula la formación de la hormona del crecimiento, aunque se cree que solamente cuando existe déficit. En este sentido, un niño cuya genética le obligue a ser de estatura pequeña no crecerá más con su administración.

Estimula el desarrollo de la masa muscular en los adultos por su efecto favorable a la síntesis de las proteínas.

Ayuda a bajar de peso en los pacientes cuyas grasas corporales se movilicen poco como energía, especialmente si la unimos a la Carnitina.

Mejora la respuesta del sistema inmunitario, especialmente de los linfocitos de la serie T3 e impide la proliferación de células malignas aún no metastásicas. También impide la acumulación excesiva de amoníaco cerebral, por lo que ayuda a eliminar rápidamente el alcohol etílico en las borracheras.

Favorece la acción de otros aminoácidos, especialmente los ramificados de cadena larga y aquellos cuya acción es decisiva en el cerebro.

Junto a la vitamina E ayuda a la producción del líquido seminal, favoreciendo la proliferación y madurez de los espermatozoos.

Protege al hígado de la acción de los tóxicos e impide su degeneración grasa.

Mejora la cicatrización de las heridas y restablece la piel normal en las quemaduras.

Tiene un importante efecto rejuvenecedor masculino por sus efectos sobre la esfera genital, la próstata, la calidad de la pared arterial y el metabolismo del calcio.

Colabora en el aprovechamiento del manganeso corporal, el cual es uno de los oligoelementos más importantes.

Controla los niveles de colesterol.

Tiene algún efecto positivo en la memoria del anciano, especialmente unido a la Glutamina.

Mantiene los tendones con buena elasticidad.

Otras aplicaciones no carenciales:

Estrés, cansancio extremo, envejecimiento prematuro y desgaste físico en los deportistas.

Golpes o traumatismos en personas mayores.

Consumo de alcohol continuado, junto a vida sedentaria y exceso de colesterol en sangre.

Deportistas que utilizan anabolizantes hormonales.

Obesidad y vida sedentaria con exceso de grasas animales en la dieta.

Coma insulínico.

Fibrosis cística.

Otros datos de interés

Es un aminoácido indispensable cuya producción en situaciones de estrés es insuficiente, encontrándose niveles disminuidos en casos de lesiones y heridas.

A nivel fisiológico la arginina tiene de forma resumida las siguientes funciones:

Es necesario para el catabolismo de la urea.

Estimula la liberación de hormonas anabólicas y factores de crecimiento. También se ha demostrado su efecto en la secreción de hormonas prolactina, vasopresina, insulina, somatostatina, y aldosterona.

Interviene en el proceso de cicatrización y ejerce una actividad reguladora del mismo. Es un proceso muy complejo en el que interviene el óxido nítrico.

Sirve como sustrato en la síntesis de poliaminas a partir de la ornitina.

La arginina proporciona el grupo amidino para la síntesis de la creatina, interviniendo de manera fundamental en la reserva de fosfatos de alta energía y en la regeneración del ATP muscular.

Efectos inmunomodeladores:

Incrementa la acción fagocitaria (neutralizadora) de los polimorfonucleares.

Disminuye la adhesión leucocitaria.

La actividad bactericida de los macrófagos activados depende de la arginina.

Estimula la diferenciación y proliferación de los linfocitos T, mediante la producción de óxido nítrico.

Es el único sustrato para la síntesis del óxido nítrico, de gran importancia en los enfermos críticos.

Otros efectos:

Aumento del peso del timo (glándula endocrina que posiblemente se atrofie en la madurez) con incremento del número de linfocitos totales, así como de la respuesta blastogénica (crecimiento celular).

La inmunidad celular se encuentra incrementada en sujetos que recibían suplementos de arginina.

En personas con infecciones, se produce con la administración de arginina, un aumento de la síntesis de proteínas de fase aguda, y una mejoría de la supervivencia.

En quemaduras hay una disminución de la mortalidad cuando la arginina constituye el 4% del aporte energético.

Hay una recuperación morfológica de la mucosa gástrica, con mayor eficacia de la flora bacteriana, y con un incremento de la proliferación celular, en personas aquejadas de gastroenteritis y lesiones.

Hay una cicatrización acelerada y aumento del colágeno de las heridas.

Hay una reducción significativa de las complicaciones infecciosas.

Se recomienda realizar una mezcla inmunoestimuladora con arginina, RNA y ácidos grasos poliinsaturados omega 3.

En algunas publicaciones se asegura que la ornitina y arginina, unidas a un programa de entrenamiento de fuerza, pueden incrementar la masa magra muscular y la secreción de hormonas del crecimiento, pero esto no siempre es posible. Aunque estos activadores de las hormonas del crecimiento pueden incrementar la masa magra muscular en personas de edad con deficiencia de esta hormona, no ocurre así en individuos jóvenes entrenados a nivel de fuerza.

La producción de ion amonio se considera una de los factores determinantes de la fatiga, y la administración de arginina tendría efectos positivos sobre el rendimiento al reducir dicha producción.

JALEA REAL

Nos encontramos con el rejuvenecedor por excelencia y el de mayor venta en el mundo entero. Cuando la Jalea Real se comercializó en todo el mundo constituyó un impacto entre la población y su consumo llega ya a las personas de cualquier edad y condición física.

Estas son algunas de sus virtudes más reconocidas:

Mejora el estado general del cuerpo, aumentando la capacidad física y mental.

Mejora el humor y el optimismo.

Especialmente recomendable para ancianos y niños.

Provoca un aumento del metabolismo basal de un 2,4%, rebaja las tasas de azúcar en sangre un 34% a las tres horas de ingerirla, lo mismo que las cifras altas de colesterol.

Influye favorablemente en la angina de pecho, la arteriosclerosis, la anemia y la astenia.

Ayuda a controlar las alergias, potencia las defensas naturales y la producción hormonal, siendo un moderado estimulante sexual.

Se le atribuyen propiedades para mejorar las bronquitis, tosferina, los dolores de cabeza y la ansiedad.

Por su riqueza en nutrientes es adecuada en el acné, la caída del pelo y las dermatitis en general.

Ayuda en las dismenorreas, la distrofia muscular, el estreñimiento, las hemorroides y las varices.

Tiene efectos positivos en las hernias recientes, el herpes, las náuseas y la falta de apetito.

Se recomienda una dosis diaria de 1.000 mg de jalea real en ampollas bebibles, o 500 mg de jalea real liofilizada en cápsulas.

COENZIMA NAD+

El dinucleótido de nicotinamida y adenina, también conocido como nicotin adenin dinucleótido o nicotinamida adenina dinucleótido (abreviado NAD+ en su forma oxidada y NADH en su forma reducida), es una molécula constituida por dos nucleótidos, uno de adenina y otro de nicotinamida. En medicina convencional no se emplea como tratamiento de ninguna enfermedad. No obstante, puede ser potencialmente útil como agente terapéutico en algunas enfermedades neurodegenerativas, tal y como nos aseguran las pruebas con ratones.

Otros usos en estudio son los relativos a su efecto junto con el fármaco isoniacida utilizado para la tuberculosis, y para reparar los daños en el ADN por el envejecimiento, así como para tratar la resistencia a la insulina, la inflamación relacionada con cáncer, las enfermedades cardiovasculares y el desgaste muscular.

Al tratarse de una coenzima presente en las células y que está compuesta por dos nucleótidos, unidos a través de grupos fosfatos (adenina y nicotinamida), su función principal sería el intercambio de electrones y protones y la producción de energía de todas las células. En algunos ensayos en pacientes con fatiga crónica, se concluyó que cuando la enfermedad estaba asociada a la ansiedad y a un aumento de la frecuencia cardiaca, mejoraban los síntomas. Así, el NAD es crucial en el abastecimiento de los siete genes encargados del envejecimiento en nuestro cuerpo y los niveles de NAD disminuyen en un 50% a medida que vamos cumpliendo años, desactivando las defensas del cuerpo contra el envejecimiento y las enfermedades relacionadas con la edad como el cáncer, la diabetes, las enfermedades del corazón y el alzhéimer.

NMN

Asociada con la molécula anterior, el NMN o nicotinamida mononucleótido, unos científicos de la Escuela de Medicina de la Universidad San Luis en Washington (EEUU) dicen haber logrado frenar el envejecimiento de ratones suministrándoles el nutriente NMN mezclado con agua. También afirman haber conseguido mejorar la densidad ósea, la función inmune y una reducción del peso corporal. Por otro lado, el estudio demostró que el NMN se puede administrar con seguridad; que suministrado disuelto en agua potable aparece en el torrente sanguíneo en menos de tres minutos; y una vez que el NMN llega a la sangre se convierte rápidamente en NAD en múltiples tejidos.

Es importante destacar que el NMN está presente en una serie de alimentos de fácil acceso, como el brócoli, la col, los pepinos o los aguacates, aunque también se puede comprar en cápsulas como complemento alimenticio.

En el cuerpo, el NMN se convierte en nicotinamida adenina dinucleótido (NAD), que se encuentra en todas las células de los organismos vivos y es esencial para la vida.

Las primeras pruebas en seres humanos comenzaron en Boston, en los Estados Unidos, centrándose primero en la seguridad y luego en si el tratamiento puede realmente revertir el envejecimiento en las personas. En el estudio realizado con ratones, se demostró que el NMN hacía que ratones más viejos tuvieran un metabolismo y unos niveles de energía semejantes a los de ratones más jóvenes, según el investigador Shin-ichiro Imai. También se hallaron diversos efectos beneficiosos en el músculo esquelético (mediante la mejora de la función de las mitocondrias); la función del hígado, la densidad ósea, la función ocular (retina y producción de lágrimas mejoradas), la sensibilidad a la insulina, la función inmune, el peso corporal (incluso aumentando la cantidad de alimento que los ratones recibían) y los niveles de actividad física. Sin embargo, estos beneficios se observaron solo en los ratones más viejos. Es decir, que cuando se dio NMN a ratones jóvenes, estos no se convirtieron en ratones más jóvenes y saludables, quizá porque los ratones jóvenes todavía producen mucho NMN por sí solos.

"Sospechamos que el aumento de la inflamación propia del envejecimiento reduce la capacidad del cuerpo para hacer NMN y, por extensión, la NAD", señalan los científicos a raíz de los resultados obtenidos.

El estudio demostró que el NMN se puede administrar con seguridad; que suministrado disuelto en agua potable aparece en el torrente sanguíneo en menos de tres minutos; y una vez que el NMN llega a la sangre se convierte rápidamente en NAD en múltiples tejidos.

PRÓPOLIS

El Própolis o Propóleo, es una resina elaborada por las abejas para proteger el interior de la colmena de bacterias, parásitos y polvo ambiental. Aunque no se trata de un rejuvenecedor en el sentido estricto, se recomienda su uso continuado durante los cambios de estación, especialmente en invierno. Su efecto sobre el sistema inmunitario es tan notorio que evita las enfermedades infecciosas más comunes y minimiza las ya declaradas.

Se compone de:

Ácidos orgánicos (benzoico y gállico).

Ácidos aromáticos no saturados (caféico, cinámico, p-cumárico, isofenílico y fenílico).

Esencias aromáticas (vainillina e isovainillina).

Flavonoides, flavonas, flavonoles (quercetina, butelenol, rhamnacina, ermanina), flavononas (pinoccembrina, pinostrobina, sakuranetina).

Minerales como el aluminio, plata, bario, boro, cromo, cobalto, cobre, fósforo, sílice, estaño, hierro, magnesio, manganeso, molibdeno, níquel, plomo, selenio, estroncio, titanio, vanadio y zinc.

Respecto a las vitaminas encontramos la A como provitamina, la niacina, la B-1 y el ácido nicotínico.

También aparecen taninos, cumarinas y terpenos.

Propiedades

Aunque es un producto milenario y sobre el cual se han realizado ya numerosas investigaciones (cientos de ellas empíricas y otras in vitro), todavía no se conocen todas sus posibles acciones, ni sus contraindicaciones y ni siquiera su dosificación exacta. En extracto se recomiendan 20 gotas tres veces al día, y las cápsulas dos cada ocho horas en caso de infección, o solamente dos en el desayuno como estimulante de las defensas.

Si importante es la acción del Própolis sobre las bacterias, el hecho de que también tenga un efecto muy positivo sobre el sistema inmunitario le hace doblemente interesante. Hasta ahora no se conocen entre los antibióticos químicos obtenidos por síntesis, ninguno que sea capaz de fortalecer el sistema defensivo y tener efecto antibacteriano. Es más, lo que suele ocurrir es que en la medida en que un antibiótico es eficaz contra las bacterias, aumentan su efecto depresor sobre las células del sistema inmunitario.

Estas son las conclusiones sobre la actividad del Própolis sobre el sistema inmunitario:

Uno de los mejores índices de la respuesta inmunológica del organismo es la reacción plasmocitaria, y en este sentido los experimentos han demostrado que el extracto de Própolis estimula esta reacción y con ella la formación de anticuerpos en los órganos linfáticos, tanto regionales como periféricos.

Es probable que estimule la actividad de los macrófagos, factor que contribuye a la desaparición de las bacterias del lugar de la infección.

Cuando se administra Própolis conjuntamente con antibióticos, las defensas naturales quedan menos afectadas e incluso en algunos casos aumentadas y, por tanto, más eficaces.

Asociándolo con antitoxinas específicas se potencia la formación de anticuerpos (específicos y no específicos), la acción fagocitaria y el contenido de gammaglobulinas.

La acción inmunológica del Própolis depende mucho de su forma galénica y en este sentido son más eficaces los extractos hidroalcohólicos, mientras que mezclado con etanol pierde parte de sus propiedades, aunque parece que conserva su acción antibacteriana.

La absorción, asimilación y disponibilidad del Própolis es muy alta, comprobándose que aumenta la fagocitosis (proceso por el cual las amebas y los fagocitos engloban y digieren otros cuerpos), que produce un equilibrio en los monocitos y un aumento de los linfocitos T3.

Como resumen, éstas serían las propiedades del Própolis:

Su efecto antibiótico es bactericida y bacteriostático y se manifiesta especialmente contra estafilococos, estreptococos, salmonellas, proteus vulgaris y otros.

Tiene una acción local anestésica comparable a la novocaína.

Las propiedades antifúngicas son debidas a la presencia de los ácidos caféico, pinocembrina y pinobanksina.

Tiene propiedades como antiinflamatorio y cicatrizante.

Influencia muy positiva en los procesos inmunológicos, tanto como preventivo como curativo, incluso en enfermedades virales y quizá tumorales.

Favorece la labor fagocitaria, la formación de anticuerpos y antitoxinas e incrementa la resistencia a las infecciones.

POLEN

Su riqueza alimenticia es tal que solamente 100 gramos de polen equivalen en aminoácidos esenciales a 500 gramos de carne de vaca o 30 huevos, a lo que hay que añadir que tanto su valor biológico, como su Utilidad Neta, son superiores a los demás alimentos procedentes de mamíferos.

Es fácil comprobar también la gran riqueza en azúcares, los cuales llegan a constituir el 85% del total, siendo éstos de fácil y rápida asimilación, en parte por estar unidos a sustancias claves para su metabolismo, como son la vitamina B-1 y el calcio.

También es de destacar la presencia importante de vitamina A y E, así como una cantidad significativa de ácidos grasos insaturados contenidos en la cutícula que los rodea. Entre estas grasas están los fitosteroles, sustancias cuyo parentesco químico con las hormonas sexuales es notorio.

Otros componentes igualmente importantes son los deoxirribósidos, cuya misión es la maduración intelectual de los seres en crecimiento, y el Factor Inhibidor de la Estreptolisina, sustancia cuya propiedad antibiótica es notoria, actuando incluso en virus en estado de maduración y en la mayoría de las infecciones del aparato digestivo y pulmonar.

Aplicaciones

Tratamiento de las **prostatitis** y la hipertrofia prostática, utilidad que ya ha sido ampliamente experimentada por la medicina convencional con éxito. Unido a ciertas normas dietéticas y controlando las posibles infecciones urinarias, los enfermos se ven pronto libres de las molestias en la micción y al sentarse, prueba inequívoca que la inflamación ha remitido. Es imprescindible tomar una dosis alta en ayunas, al levantarse, resultando conveniente unirlo a las pipas de calabaza.

Efecto **antidepresivo** importante, sin efectos secundarios, aunque de acción algo lenta. No posee efectos sedantes ni euforizantes y es compatible con cualquier otro tipo de medicación.

Efecto **energético** importante gracias a sus azúcares de absorción inmediata.

Estados de debilidad crónica o por enfermedades.

Desnutrición o mal nutrición, bien sea por motivos alimentarios o por mal absorción. Tres dosis de polen al día pueden proporcionar suficientes nutrientes para mantener con vida a personas que no pueden ingerir otros alimentos. Este factor es sumamente importante en alpinistas, espeleólogos y cualquier otro profesional que necesite llevar consigo alimentos para sobrevivir varios días o semanas.

Afecciones digestivas diversas, tanto diarreas, como estreñimiento (regula la flora intestinal).

Tratamiento **rejuvenecedor**, no solamente por la aportación de tanta cantidad de nutrientes, sino por la combinación equilibrada de todos ellos. Si tenemos en cuenta que cada grano de polen es capaz de generar una vida, entenderemos que en el ser humano debe tener propiedades importantísimas como nutriente. En los ancianos la mejora es más notoria que en los jóvenes, aportando una gran vitalidad, alegría, energía muscular y mejor circulación cerebral.

Efecto potente sobre la piel a la cual mejora, da color y contribuye a eliminar las arrugas, controlando tanto la piel seca como la grasa.

Acción afrodisíaca eficaz y continuada, especialmente en el varón. Aumenta la cantidad de semen y la potencia. Hay estudios que demuestran que también mejora la fertilidad, tanto en número de espermatozoides como en su calidad.

Es una ayuda para casos crónicos de anemia.

También posee, entre otras, la virtud de controlar la hipertensión, acelerar el bronceado, mejorar las funciones hepáticas, cicatrizar las úlceras duodenales, agudizar la visión nocturna, potenciar la inteligencia y la memoria, al mismo tiempo que se comporta como un adaptógeno para situaciones de estrés.

Puede emplearse como preventivo de las infecciones invernales. Una compañía farmacéutica comercializó una mezcla de aspirina y polen para el tratamiento de la gripe con bastante éxito, mientras que otra mezcló polen, Própolis y vitamina C como preventivo, con el mismo resultado satisfactorio. Con estas mezclas se realizaron experimentos en fábricas y casi ningún empleado tuvo que dejar de trabajar ese invierno a causa de la gripe.

Tratamiento preventivo de las **alergias** al polen primaveral. Para ello se deberán tomar pequeñas dosis desde el mes de enero hasta el comienzo de la polinización, aproximadamente en mayo. Es bien sabido que el polen ingerido no suele producir alergia, sino que evita la predisposición a padecerlas, ya que insensibiliza al organismo contra los efectos alérgicos.

Lo que parece probable es que el polen no sea el responsable en sí mismo de las alergias primaverales, sino las numerosas partículas (algunas proteicas) que se adhieren a él en su viaje por el aire.

El polen muy purificado no parece tener ningún efecto alergénico, mucho menos el ingerido, ya que en este caso los jugos gástricos neutralizan sus posibles efectos secundarios. No obstante, ante un caso de fuerte reacción alérgica se deben hacer pruebas con un simple grano, masticándolo lentamente.

Para disminuir los efectos secundarios en los tratamientos por radioterapia, en especial los que afectan al hígado y hematíes.

Potenciación de la memoria y la capacidad de concentración.

Para los atletas por su efecto **anabolizante** inocuo y su gran poder energético.

Aumento del apetito.

Ligero efecto normotensor, especialmente en casos de tensión arterial alta.

Efecto antibiótico en enfermedades broncopulmonares.

Prevención de **adenomas prostáticos**.

Mejoramiento de hemorroides y varices.

Mejoría del asma bronquial de tipo alérgico.

Aporte de nutrientes esenciales para embarazadas, lactantes y niños con poco desarrollo.

Mejora de la visión en lugares oscuros.

Estabilización de los trastornos psíquicos menores, como la ansiedad, el estrés, y el nerviosismo.

QUERCETINA

Aunque se le considera un producto dietético por su presencia en los cítricos, también está siendo investigado dentro de la terapia farmacológica de la longevidad. Si funcionara en humanos podrían retrasar el desarrollo de cataratas, osteoartritis, osteoporosis, pérdida de masa muscular e incluso mejorar la función cardiaca.

Por el momento, los ensayos clínicos en humanos están ligados a las medicinas alternativas y su efecto protector de la vitamina C, así como en el tratamiento habitual con bioflavonoides.

Este antioxidante natural con poder anticancerígeno y actividad antienvejecimiento, se ensayó sobre una levadura Saccharomyces cerevisiae sometida a estrés oxidativo y se comprobó que aumentaban la resistencia al peróxido de hidrógeno, produciendo un aumento del 60% en la duración de la vida de la levadura.

NOOTRÓPICOS

La palabra "nootrópico" nace de dos raíces griegas: nous (mente) y tropos (movimiento). Conociendo esto es fácil darle un significado concreto, por lo que podemos aventurarnos a definir a un nootrópico como toda sustancia que tiene como fin agilizar la actividad cerebral, teniendo como propósito fundamental optimizar el funcionamiento de la mente, sea ya en uno o más aspectos.

Hay nootrópicos naturales y otros que requieren de una receta médica, aunque existen algunos cuyo uso no médico no está permitido.

Entre los nootrópicos naturales tenemos:

BACOPA MONNIERI

El Brahmi (Bacopa) goza de una gran popularidad entre los estudiantes de la India, quienes recurren a ella con el fin de aumentar la memoria y otras importantes funciones cognitivas. Los Bacosides, elevan el flujo sanguíneo que va hacia al cerebro, tal y como lo han comprobado estudios.

Composición:
Contiene muchos compuestos incluyendo bacopa saponinas y componentes menores como saponinas triterpenoides y glucósidos jujubogenin.

Según la evidencia:

La Bacopa monnieri puede ser capaz de aumentar la memoria por la enzima triptófano hidroxilasa (TPH2) y el aumento de la expresión del transportador de serotonina (SERT).

La acción se produce en las áreas del cerebro involucradas con la memoria, como el hipocampo y la amígdala basolateral. Estos cambios coinciden con el aumento de la memoria que se ve en los estudios con humanos, donde el uso después de 2 semanas implica la mejora dendrítica como una explicación probable para la mejora de la memoria.

La Bacopa, en personas sanas, ha tenido éxito en afectar beneficiosamente la retención de la información aprendida. Puede ser capaz de aumentar la codificación de la información a corto plazo, mejorando también la velocidad de retención. Con 300 mg al día mejora la memoria, el aprendizaje verbal y la memoria diferida. También es útil en niños de 6-12 años con TDAH, aunque es más eficaz complementándola con hierbas como Melisa, Centella asiática, Ashwagandha y Espirulina.

Parece ser eficaz para reducir los efectos bioquímicos del estrés, asegurando su condición de adaptógeno.

Es efectiva en la reducción de los efectos oxidativos y adversos de los minerales en el cerebro, específicamente sobrecarga de hierro y mercurio, protegiendo del daño neuronal.

Reduce la inflamación neuronal asociada con el envejecimiento durante un período de tres meses, y puede ejercer un efecto neurológico anti-envejecimiento.

Las personas mayores de 65 años experimentaron una disminución de la ansiedad y la depresión en un estudio doble ciego.

Tiene efecto anti-fertilidad posible a través de obstaculizar la función del esperma y el conteo, pero no influye en la testosterona o la libido.

La Bacopa monnieri, es más efectiva junto a la cúrcuma, té verde, ashawagandha, y cardo mariano.

Efectos Secundarios y Contraindicaciones

Reduce la toxicidad de la morfina y de la fenitoína. Además, se ha notado que Bacopa monnieri puede causar un efecto sedativo leve, por ello es recomendable tener precaución en el uso concomitante de los extractos de Bacopa monnieri con otros fármacos. También hay que tomar en consideración que Bacopa monnieri estimula la actividad de T4, por lo que puede potenciar la acción de los fármacos tiroideo estimulantes y disminuir la acción de los fármacos tiroideo supresores.

Los beneficios del realce mental se notan a menudo en unas pocas horas o unos pocos días, dependiendo de la dosis utilizada y lo sensible que se sea a las hierbas.

Dosis

Los adultos pueden utilizar una dosis de Bacopa de entre 200 mg a 500 mg al día.

ASHWAGANDHA

Su uso se remonta a muchos siglos, donde ha sido consumida por personas a lo largo y ancho del Medio Oriente y la India. Se le conoce como la hierba que "induce el sueño", debido a que tiene poderosas propiedades relajantes, pero no conduce al sueño propiamente dicho. Es más, incluso se puede tomar durante el día, pues es muy beneficiosa si lo que se quiere lograr es una claridad mental absoluta y reducir significativamente los niveles de ansiedad.

Los directos responsables de las capacidades nootrópicas de la Ashwagandha son los witanólidos. Estos actúan de manera directa sobre los llamados neurotransmisores GABA. Entre otros beneficios que ofrece esta hierba nootrópica, nos encontramos con que es útil para los hombres que buscan elevar sus niveles de testosterona. Es importante saber que para los hombres, es recomendable tener niveles adecuados de esta hormona, debido a que ayudará tanto mental como físicamente.

Usos medicinales:

Inmunoestimulante, Antiséptico, Antitumoral, Antiestrés, Hepatoprotector, estimulante sexual.

Adaptógeno, Tónico, Sedante, Hipotensor, Anticancerígeno, Antiinflamatorio.

Estrés, Nerviosismo e Insomnio. Complemento alimenticio en Esclerosis múltiple y Fibromialgia.

Alzheimer, Anemia, Artritis, Asma, Cáncer (auxiliar), Herpes, disfunción eréctil, colesterol, fiebre, Leucocitosis, estrés, Sífilis.

Fatiga, convalecencia, Anemia, Infertilidad.

Toxicidad:

Media. Puede incrementar los efectos de los barbitúricos.

CENTELLA ASIÁTICA

Gotu Kola/Hydrocotile asiatica

Usos medicinales externos:

Como cicatrizante: es un excelente regenerador cutáneo en cicatrices, queloides, heridas, fístulas, quemaduras, estrías y eczemas. Es muy adecuado para tratar úlceras corneales y queratitis.

También inhibe el proceso inflamatorio que podría provocar hipertrofia en cicatrices, mejorando superficialmente la calidad de las varices y la oxigenación en caso de úlceras varicosas. Otras acciones son actividad antiulcerosa, antivírica e inmunomoduladora, lográndose así cierto efecto antipsoriásico.

Por ello, en aplicación externa se empleará en:

Efecto Antiaging (retrasar los síntomas del envejecimiento)

Mejora el aspecto de la piel: fortalece la dermis e incrementa la queratinización epidérmica.

Estimular el crecimiento de capilares sanguíneos en el tejido conectivo

Aumentar la concentración de antioxidantes y colágeno en las zonas heridas y mejorar la cicatrización.

Potenciar la formación de mucina, ácido hialurónico y sulfato de condroitina, elementos esenciales para la salud del tejido conectivo, piel, cabello, uñas y para la regeneración del tejido articular

Otros usos:

Psoriasis, prurito vulvar y anal.

Por sus efectos diuréticos puede llegar a ser una aliada para quienes tengan retención y acumulación de líquidos, y en ese sentido también cabe destacar su efectividad a la hora de combatir la celulitis.

Toxicidad:

Por vía interna puede provocar trastornos gástricos, aunque se emplea también para tener una memoria menos frágil, aumentar la concentración a un nuevo nivel, contribuir a una claridad mental óptima, así como para el Síndrome de déficit de atención.

GINGKO BILOBA

Usos medicinales:

Excelente venotónico en varices y hemorroides. Mejora la circulación cerebral, la insuficiencia circulatoria y la fragilidad capilar, siendo especialmente importante en ancianos.

Se comporta como un poderoso antioxidante, aumentando la cantidad de oxígeno disponible para el cerebro, al mismo tiempo que evita la coagulación excesiva de la sangre. Se cree que el Ginkgo también puede ayudar a mejorar la transmisión de información en las células cerebrales, el tiempo de reacción en pruebas de memoria, siendo especialmente eficaz en los pacientes con Alzheimer.

El Gingko Biloba es una de las opciones más populares del mercado. El poder de esta hierba nootrópica reside en que ayuda a optimizar el proceso del pensamiento. Además de ser un potente anti-depresivo, ayudar a mejor nuestro comportamiento social en general y ser un gran aliado para nuestra memoria.

Otros usos:

Eficaz afrodisiaco por un aumento del volumen sanguíneo en los cuerpos cavernosos del pene, ejerciendo también como un moderado antidepresivo.

Toxicidad:

No tiene toxicidad.

GINSENG

Panax ginseng

Las raíces del Ginseng son muy populares en Asia, y han sido usadas en incontables ocasiones a través del tiempo. El Ginseng se ha adaptado a una vasta cantidad de presentaciones, yendo desde el té hasta píldoras. Es la planta medicinal más utilizada en todo el mundo y de la que todavía no conocemos todas sus propiedades. El gran poder nootrópico del Ginseng se debe a los ginsenósidos, los cuales se encargan de actuar como barrera ante la pérdida de memoria. Pero no solo eso, y sus beneficios afectan a prácticamente todas las funciones cognitivas, generando en el usuario una importante mejora en la performance mental.

Usos medicinales:

Estimulante nervioso, hormonal y muscular, así como hipoglucemiante ligero, antiespasmódico y afrodisíaco. Se emplea con éxito en los decaimientos, agotamiento nervioso, estrés, fatiga intelectual, mala memoria y riego sanguíneo cerebral disminuido. También para corregir los problemas nerviosos y hormonales de la menopausia, para aumentar las defensas inespecíficas, en la disminución prematura de la potencia sexual, como regulador de la presión sanguínea y en las diabetes no estabilizadas.

LICOPODIO CHINO

Huperzia Serrata

Esta hierba nootrópica proveniente de Asia, ha sido usada en buena parte de la historia por sus habitantes, a los cuales ha beneficiado con una mejor memoria y performance mental.

Investigaciones han demostrado que el poder nootrópico de esta hierba se debe a que aumenta los niveles de cierto neurotransmisor, inmediatamente relacionado con el proceso de formación de la información y otras funciones cognitivas básicas, pero de suma importancia.

¿Qué otros beneficios aporta el consumo de la Huperzia Serrata? Entre ellos encontramos que es muy útil a la hora de perder peso y también es usado para estimular el sistema inmunológico.

Algunos estudios hallaron pruebas de que la Huperzina A, un suplemento dietético que se extrae de la planta Huperzia serrata, puede mejorar significativamente el desempeño cognitivo en pacientes que padecen la enfermedad de Alzheimer, aunque las pruebas no están totalmente avaladas.

Nota: No confundir con el Lycopodium clavatum que solamente se debe utilizar en dosis homeopáticas. Tampoco debe tomarse con inhibidores de la colinesterasa.

RHODIOLA

Rhodiola rosea

En concreto:

- Adaptógeno y protector frente al estrés (neuro - cardio, hepato protección).

- Cardioprotector.
- Antioxidante.
- Estimulación del sistema nervioso central incluidas funciones cognitivas como la atención, la memoria y el aprendizaje.
- Efecto anti fatiga.
- Efecto antidepresivo y ansiolítico.
- Normalizador de la actividad endocrina.
- Aumento de la esperanza de vida.
- Reducción significativa de las deficiencias en el aprendizaje espacial, memoria y daños de las neuronas del hipocampo en ratas con Alzheimer inducido.
- Prevención de la dependencia a la nicotina y reducción del síndrome de abstinencia en ratones.

Notas: A dosis relativamente altas (entre 1,5 y 2 g al día) pueden producirse reacciones alérgicas así como irritabilidad, insomnio, nerviosismo.

El extracto se absorbe mejor con un estomago vacío y se aconseja tomarlo por la mañana porque en algunos casos ha provocado insomnios.

La Rhodiola rosea no ha demostrado interactuar con otros productos que tengan efecto farmacológico.

DMAE

Dimetilaminoetanol

El Dimetilaminoetanol (abreviado como DMAE) es un compuesto orgánico, un aminoácido que se produce en el cerebro humano que se ha convertido en un suplemento nutricional popular tanto en la comunidad del deporte como en las sustancias con efecto nootróficos.

Usos habituales:

En Europa, se comercializa como un medicamento con receta llamada Deanol o Deaner que se utiliza para tratar la enfermedad de Alzheimer y otros déficits de memoria, así como suplemento dietético de venta libre al extraerse de alimentos, especialmente el salmón y las anchoas.

También se utiliza en cremas para la piel y tratamientos anti-envejecimiento, y algunos usos industriales.

Aplicaciones:

Mejora la concentración mental, la memoria debido a la actividad colinérgica y puede tener beneficios para las personas con TDAH. En esta condición, se encontró mejoría significativa de puntuación de prueba para los grupos experimentales durante un tratamiento sobre un período de 10 semanas. En estudios realizados en niños que padecían TDAH, el DMAE tuvo efectos beneficiosos comparables a los obtenidos con Ritaline. Incrementó la capacidad de atención, la memorización a corto plazo y la capacidad de aprendizaje.

La Disquinesia tardía (TD) es un efecto secundario potencialmente permanente de los medicamentos usados para controlar la esquizofrenia. Esta complicación consiste de movimientos molestos e incontrolables (disquinesias), particularmente en la cara, como consecuencia de la medicación. El DMAE podría tener algún efecto beneficioso.

Se emplea para reducir la acumulación de Beta-amiloide en el cerebro que daría lugar a la enfermedad de Alzheimer, así como para mejorar la función cognitiva en ancianos y proteger las neuronas de la oxidación.

Posee efectos antienvejecimiento sobre la piel, estimulante leve para focalizar la atención y aumentar la energía.

Se trata de un bloque de construcción para la colina -un nutriente precursor de uno de los principales neurotransmisores en el cerebro- y por ello se cree que aumenta los niveles de acetilcolina, elemento clave para la memoria, el aprendizaje, pensamiento racional y procesamiento de datos.

Se ha visto también eficaz en el tratamiento de alteraciones neurológicas ocasionadas por el envejecimiento y en la reducción en la acumulación de pigmentos asociada con la edad en neuronas, células musculares y células de la piel. Estudios en humanos han demostrado que la centrofenoxina o DMAE puede mejorar tanto el aprendizaje como la memoria y por ello es comúnmente utilizada como "droga inteligente".

El DMAE es superior a los suplementos estándar de colina, ya que tiene una mayor biodisponibilidad y el ingrediente activo es capaz de alcanzar el cerebro. Algunos estudios han demostrado que dimetilaminoetanol puede impactar positivamente la salud del cerebro, así como el funcionamiento neuronal. Hay un aumento de los niveles de acetilcolina que puede conducir a una mejor codificación de la memoria y la retención, así como la plasticidad sináptica aumentada y la capacidad de memoria.

Este suplemento también aumenta el flujo de sangre al cerebro y mejora la absorción de oxígeno y glucosa en el cerebro que aumenta el metabolismo energético es decir, hay más energía para alimentar las actividades cognitivas.

Hay muchos usuarios que dicen que reduce el estrés, la ansiedad y los sentimientos depresivos, mientras que en general, elevan su estado de ánimo.

Otro uso común de dimetilaminoetanol bitartrato está en formulaciones para el trabajo con pesas y los atletas dicen que este suplemento ayuda a conseguir centrarse en los entrenamientos y les da una mejor tolerancia mental y resistencia.

Un estudio encontró que tomar cápsulas de DMAE en combinación con ginseng, vitaminas, minerales y aminoácidos produce un mejor rendimiento deportivo durante el ejercicio. El resultado fue mejor en la frecuencia cardíaca, el consumo de oxígeno, e incluso la producción de lactato en la sangre.

Dimetilaminoetanol y la piel:

También se ha demostrado que ayuda a reafirmar la piel cuando se utiliza en cremas por su efecto para estabilizar las membranas de las células epiteliales si se combina con fosfolípidos.

Otra hipótesis es que reduce la acumulación de depósitos de lipofuscina en el interior de células de la piel. Esto también se conoce como manchas de la edad o manchas del hígado, pero en realidad son una acumulación de residuos de ácidos grasos que en última instancia contribuye al proceso de envejecimiento y la pérdida de la función celular. El DMAE promueve la eliminación de depósitos de lipofuscina, tanto en el cerebro, como en las células de la piel.

Dosificación:

La mayoría de los estudios existentes sobre DMAE Bitartrato utilizan un rango de dosis de entre 300 y 1.200 mg por día.

Esta cantidad se puede tomar de una vez, pero parece ser más eficaz si se hace en al menos, dos administraciones diarias.

Efectos secundarios:

Estos incluyen estreñimiento, picazón, somnolencia, insomnio, confusión, y en raras ocasiones aumento de la presión arterial.

Otro estudio sugiere que la pérdida de peso y el insomnio podrían acompañar el uso de DMAE.

ANTIOXIDANTES Y ENZIMAS

La respiración en presencia de oxígeno resulta esencial en la vida celular de nuestro organismo, pero como consecuencia de la misma se producen unas moléculas, los radicales libres, que ocasionan a lo largo de la vida efectos negativos para la salud por su capacidad de alterar el ADN (los genes), las proteínas y los lípidos o grasas.

Radical libre es un átomo o molécula que posee uno o más electrones no apareados girando en sus órbitas externas. Esta condición, químicamente muy inestable, le vuelve muy activo puesto que el electrón impar busca otro electrón para salir del desequilibrio atómico. Para esto quita un electrón a cualquier molécula vecina, es decir que "oxida" la molécula, alterando su estructura y convirtiéndola a su vez en otro radical libre deseoso por captar un electrón. Se genera así una reacción en cadena.

Al tomar electrones de los lípidos y proteínas de la membrana celular, estos elementos no podrán cumplir sus funciones básicas, entre ellas el intercambio de nutrientes o descartar los materiales de desecho celular, haciendo imposible el proceso de regeneración y reproducción celular. Así, los radicales libres contribuyen al proceso del envejecimiento.

Puesto que en nuestro cuerpo hay células que se renuevan continuamente (piel, intestino, huesos…) y otras que no (células hepáticas, neuronas…), con los años, los radicales libres pueden producir una alteración genética sobre las primeras, aumentando así el riesgo de padecer enfermedades degenerativas, y reducir la funcionalidad de las segundas (las células que no se renuevan), lo que nos lleva al envejecimiento. Hábitos tan comunes como practicar ejercicio físico intenso y competitivo, el tabaquismo, el consumo de dietas ricas en grasas saturadas y la sobreexposición a las radiaciones solares, así como la contaminación ambiental, aumentan la producción de radicales libres.

Las principales especies reactivas del oxígeno o sustancias prooxidantes son:

Radical hidroxilo (HO)+

Peróxido de hidrógeno (H2O2)

Anión superóxido (O2)

Oxígeno singlete (1O2)

Oxígeno nítrico (NO)

Peróxido (ROO)

Semiquinona (Q)

Ozono

Existen algunas circunstancias en que también se producen radicales libres como son:

Dieta hipercalórica.

Dieta insuficiente en antioxidantes.

Procesos inflamatorios y traumatismos.

Fenómenos de isquemia y reperfusión.

Ejercicio extenuante.

Mención aparte es el hierro, y aunque es un bioelemento necesario es potencialmente tóxico, dada su facilidad para intercambiar electrones con diversos sustratos originando especies reactivas de oxígeno (ROS). Esto genera estrés oxidativo, peroxidación lipídica y daño del ADN, lo que finalmente puede concluir en una muerte celular anticipada.

Afortunadamente no todos los radicales libres son peligrosos pues, por ejemplo, las células del sistema inmune crean radicales libres para matar bacterias y virus, pero si no hay un control suficiente por los antioxidantes, incluso las células sanas pueden ser dañadas.

ANTIOXIDANTES

Se definen como antioxidantes a aquellas sustancias que presentes a bajas concentraciones respecto a las de un sustrato oxidable (biomoléculas), retardan o previenen su oxidación. El antioxidante, al chocar con el radical libre cede un electrón, se oxida y se transforma en un radical libre débil no tóxico.

Afortunadamente en estos últimos años se ha investigado científicamente el papel que juegan los antioxidantes en las patologías cardiovasculares, en numerosos tipos de cáncer, en el Sida e incluso otras directamente asociadas con el proceso de envejecimiento, como las cataratas o las alteraciones del sistema nervioso. Los estudios se centran principalmente en la vitamina C, vitamina E, beta-carotenos, flavonoides, selenio y zinc. La relación entre estos antioxidantes y las enfermedades cardiovasculares y, probablemente, las cerebrovasculares, está hoy suficientemente demostrada. Se sabe que la modificación del "colesterol malo" (LDL-c) desempeña un papel fundamental tanto en la iniciación como en el desarrollo de la arteriosclerosis (engrosamiento y dureza anormal de las cubiertas internas de los vasos sanguíneos debido a un depósito de material graso, que impide o dificulta el paso de la sangre). Los antioxidantes pueden bloquear los radicales libres que modifican el colesterol malo, reduciendo así el riesgo cardiovascular. Por otro lado, los bajos niveles de antioxidantes pueden constituir un factor de riesgo para ciertos tipos de cáncer.

Se ha demostrado que el organismo posee un número de mecanismos a través de los cuales produce y a la vez limita, la producción de especies reactivas de oxígeno (ROS). La defensa antioxidante protege a los tejidos del daño oxidativo a través de enzimas como la superóxido dismutasa, la glutatión peroxidasa, la glutatión reductasa y la catalasa. Un exceso de radicales libres suele iniciar el daño de la pared vascular y en este proceso se encuentra implicado el colesterol de LDL. Se ha demostrado una disminución en la incidencia de enfermedades cardiovasculares con suplementos individuales de antioxidantes.

Todo ello nos lleva a afirmar que los radicales libres son protagonistas de numerosas enfermedades que provocan reacciones en cadena; estas reacciones sólo son eliminadas por la acción de otras moléculas que se oponen a este proceso tóxico en el organismo, los llamados sistemas antioxidantes defensivos. Un primer grupo trabaja sobre la cadena del radical inhibiendo los mecanismos de activación, y un segundo grupo neutraliza la acción de los radicales libres ya formados, por tanto detiene la cadena de propagación. En este grupo pueden encontrarse enzimas como las anteriormente citadas, que producen peroxidasas particularmente importantes, como la glutatión peroxidasa

El Linxian General Population Study realizado en una población china de 30.000 personas, mostró una reducción significativa del cáncer de estómago en aquellos que ingirieron suplementos de antioxidantes. Un estudio realizado en la OMS mostró una correlación inversa entre los niveles de vitamina E y la mortalidad por infarto del miocardio en 16 ciudades europeas.

EL complejo A, C, E, SELENIO

Supuso en su momento la mezcla de antioxidantes más empleada, aunque ahora ha caído algo en desuso, pero no en eficacia. Se recomiendan tratamientos anuales, especialmente cuando existan enfermedades degenerativas o una aceleración del proceso de envejecimiento.

La vitamina C, en concreto, al combinarse con el hierro se convierte en ascorbato ferroso, impidiendo su efecto oxidativo. Los preparados farmacéuticos que contienen hierro suelen ocasionar importantes daños oxidativos.

ACIDO ALFA LIPOICO

Se trata de una sustancia natural producida en pequeñas cantidades por nuestro organismo, que juega un rol importante en el metabolismo de los azúcares y provee energía a las células. Tiene una acción protectora de la función hepática y es importante en el tratamiento de la neuropatía diabética.

En los años 80 el Alfa-Lipoico fue descubierto como un poderoso antioxidante y hay quienes sostienen que es el antioxidante ideal. Esto se debe a que restaura la habilidad de otros antioxidantes para barrer los radicales libres incrementando su efectividad. Particularmente ocurre esto con la vitamina E que es reciclada en el organismo cada vez que neutraliza a un radical libre, evitando que lesione las membranas celulares. También restaura la acción de la vitamina C, el glutatión y la Coenzima Q10.

Es considerado como el "antioxidante universal" ya que además de tener sus propias acciones antioxidantes da paso a que otras células aumenten su capacidad para atrapar los radicales libres.

Beneficios del Acido Alfa Lipoico:

Diabetes:

En la dieta de Diabéticos tipo 2 aumenta un 30% los niveles saludables de insulina, incrementando notablemente la utilización de glucosa en la sangre.

Se ha demostrado que reduce los síntomas de neuropatía diabética, principalmente dolor, entumecimiento en extremidades inferiores y ardor.

Cataratas:

En pacientes con cataratas mejora notablemente la agudeza visual, ya que estimula la producción del antioxidante glutatión y este a su vez protege nuestros ojos para que no se desarrolle dicha catarata.

Glaucoma:

Esta enfermedad que ocasiona daño en el nervio óptico, puede llegar a ocasionar ceguera, especialmente en ancianos. Un tratamiento de 75 mg de Acido Alfa Lipoico durante dos meses, puede mejorar la función visual en dichas personas.

Cerebro:

Traspasa la barrera hemato-encefálica e incrementa los niveles de glutatión protegiéndolo de los radicales libres. Investigaciones han probado que niveles bajos de glutatión en el cerebro se asocian con desordenes cerebrales como: Parkinson, Alzheimer y Demencia.

Hepatopatías:

El Acido Alfa Lipoico se considera como el mejor antioxidante que protege al hígado, siendo muy importante en la hepatitis C. En Europa es usado para intoxicaciones de drogas, hepatitis alcohólica, intoxicaciones originadas por veneno y pacientes sometidos a radiaciones

Ayuda a mejorar la salud cardiaca aumentando la eficiencia del músculo cardiaco.

También se sabe que este antioxidante puede mejorar el sentido del olfato.

Protege las arterias capilares y venas.

ÁCIDO TIÓCTICO/LIPOICO (ampliación)

El ácido tióctico (también llamado ácido lipoico), es un compuesto sulfurado que actúa como factor de crecimiento en algunos microorganismos y como coenzima o grupo prostético en los tejidos de los mamíferos. En algunos países, el ácido tióctico se asocia a preparados multivitamínicos y en otros países, en los que se comercializa sin asociar, se utiliza como suplemento alimentario. Se le considera como un factor nutriente esencial. Se utiliza como antioxidante, como quelante del cobre en la enfermedad de Wilson y detoxicante hepático en el envenenamiento por algunas setas y metales pesados.

Mecanismo de acción

La acción beneficiosa del ácido tióctico se debe a su elevado poder antioxidante que le permite capturar numerosos radicales libres como los radicales hidroxilo, hipocloroso y oxígeno. El ácido tióctico atraviesa fácilmente las membranas celulares actuando tanto en medios lipófilos como hidrófilos, por lo que puede actuar frente al estrés oxidativo y prevenir el daño celular a muchos niveles. También actúa indirectamente regenerando o reciclando otros antioxidantes presentes en la sangre. Así, por ejemplo, la vitamina E oxidada es reducida por el ácido lipoico volviéndose nuevamente eficaz como antioxidante. De igual forma, la vitamina C y el glutatión son regenerados por el ácido tióctico. Algunos estudios preliminares en los que se administró ácido tióctico como suplemento alimentario en pacientes con deficiencia de CD4+ (unos linfocitos que juegan un importante papel en la inmunidad), mostraron un aumento de los niveles plasmáticos de vitamina C y de glutatión.

En el hígado, el ácido tióctico participa en numerosas reacciones metabólicas aumentando los niveles de glutatión, siendo este probablemente el mecanismo de sus efectos detoxicantes y regeneradores hepáticos. En algunos estudios, administrado con la silimarina, el ácido tióctico mostró reducir las transaminasas elevadas por alcoholismo, fármacos o hepatitis.

Como otros derivados sulfurados (glutation, penicilamina, cisteamina, etc.), el ácido tióctico es capaz de secuestrar los metales pesados. Se ha utilizado sobre todo en el tratamiento de la enfermedad de Wilson (un desorden metabólico que ocasiona depósitos de cobre en varias partes del cuerpo).

Estudios

Algunos estudios señalan que el ácido tióctico tendría propiedades in vitro e in vivo como agente antiretrovírico, actuando a un nivel diferente del de los antivirales derivados de los nucleótidos. In vitro, sus efectos son sinérgicos con los del AZT (zidovudina). Sin embargo, sus efectos en la clínica no son conocidos, debidos probablemente a que, por tratarse de un producto fuera de patente, no interesa a las grandes multinacionales hacer estudios sobre él.

Finalmente, hay que destacar que en algunos países europeos el ácido tióctico se ha empleado empíricamente durante muchos años para el tratamiento de la polineuropatía diabética. Se han realizado varios estudios clínicos controlados que han demostrado sin lugar a dudas, la eficacia del ácido tióctico reduciendo el dolor y las contracturas observadas en la polineuropatía diabética. De hecho, su uso como medicamento en esta indicación está aprobado en Alemania. Aunque no existen estudios que lo avalen, probablemente el ácido tióctico debe ser útil en las neuropatías producidas por el SIDA.

Indicaciones

Con la excepción de su uso para el tratamiento de la polineuropatía diabética, en el que las dosis recomendadas son de 300 mg una o dos veces al día, no existen otras recomendaciones, aunque se puede emplear en hepatopatías (transaminasas altas), infecciones víricas (incluido el SIDA), enfermedad de Wilson (intoxicación genética por cobre), y envenenamiento por metales y setas. También para potenciar la acción de otros antioxidantes, especialmente vitaminas C y E.

CISTEÍNA (y Procisteína)

Este aminoácido condicional esencial (no confundir con Cistina, dos cisteínas unidas), es importante para la producción de enzimas contra los radicales libres, como la glutatión peroxidasa. El hígado y nuestras defensas lo utilizan para desintoxicar el cuerpo de sustancias químicas y otros elementos nocivos. La cisteína, que se encuentra en carnes, pescados, huevos y lácteos, es un detoxificante potente contra los agentes que deprimen el sistema inmune, como el alcohol, el tabaco y la polución ambiental.

Aminoácido azufrado, posee unas interesantes propiedades como antioxidante, además de ser un elemento decisivo en la eliminación del mercurio. Sintetizado a partir del azufre, la serina y la metionina, todos ellos nutrientes azufrados, es, sin embargo, el más activo de todos, empleándose abundantemente en medicina como homocisteína. Su forma primaria, la cisteína, es el paso previo para formar cistina, aunque ambas pueden tener las mismas propiedades terapéuticas, dada su fácil conversión.

Funciones orgánicas

Su papel como antioxidante ya le confiere propiedades muy interesantes en la lucha contra la formación de radicales libres y toda la patología que conlleva. Forma parte del glutatión reducido, enzima que posee propiedades muy importantes para el tratamiento de las enfermedades hepáticas, las cataratas incipientes, las alergias y la fatiga, sin olvidar su efecto como rejuvenecedor.

La cisteína interviene en la formación de la coenzima A, en la maduración de los linfocitos macrófagos (aquellos que digieren a las bacterias) y que evitan los residuos tóxicos que quedan después de una invasión bacteriana, actuando como un agente quelante de ciertos metales pesados, los cuales elimina a través del aparato digestivo.

Actúa como eficaz mucolítico en todas las enfermedades bronquiales, manteniendo la elasticidad del tejido bronquial evitando la fibrosis pulmonar.

Al formar parte de las numerosas proteínas corporales, como las del pelo, uñas, elastina y colágeno, mantiene la integridad y la salud de la piel y tejidos anexos, por lo que es normal verle incluido en numerosos productos cosméticos.

Es un protector de numerosos nutrientes, como los aminoácidos taurina, alanina y glicina, así como de la piridoxina, por lo que se considera un catalizador importante para el aprovechamiento de ellos y recomendándose su utilización conjunta en casos de avitaminosis o carencias proteicas. Como antioxidante protege además de todo tipo de radiaciones negativas, sean procedentes de los rayos X o ultravioleta.

Es un eficaz agente contra los efectos perniciosos del tabaco, bien sea a través de su acción sobre la mucosa bronquial, limpiando los bronquiolos de elementos mucosos, o actuando directamente sobre la nicotina.

Estimula la síntesis de las proteínas, ayuda a la absorción del hierro, evita la acumulación excesiva de cobre en los tejidos y contribuye a formar las sales biliares.

Su presencia es importante en la diabetes por su acción sobre el factor de tolerancia a la glucosa y el metabolismo del cromo, actuando en la digestión a través de las enzimas digestivas.

Resumen de las aplicaciones no carenciales:

Intoxicación por metales pesados, radiaciones o tabaco.

Deficiencias de antioxidantes o vitaminas B-6 y Biotina.

Fallos en el sistema inmunitario de los macrófagos.

Enfermedades bronquiales que cursen con mucosidad abundante y fibrosis.

Carencia de elasticidad en la piel, el pelo o las uñas.

Enfermedades cutáneas con descamación, eczemas o piel seca.

Heridas que no cicatrizan por falta de elasticidad cutánea. Quemaduras.

Falta de grasas en la alimentación, especialmente insaturadas.

Riesgo de formación de trombos por hiperviscosidad sanguínea.

Poca elasticidad en la pared venosa.

Nota:

Para los problemas de piel hay que administrarla como L-cisteína.

Es útil administrarla unida a otros aminoácidos azufrados, entre ellos la metionina, ya que así se facilita su absorción, en unión también a la vitamina B-6, la B-1 y la C.

GLUTATIÓN PEROXIDASA (reducido)

Su actividad está estrechamente ligada a la presencia de selenio, al superóxido dismutasa y la catalasa.

Cuando los organismos han sido expuestos a fármacos, radiaciones, sustancias oxido-reductoras, estará disminuida la síntesis de glutatión, llegando a ser insuficientes sus concentraciones y reduciéndose las posibilidades defensivas de la célula frente a estos radicales libres.

Una dieta equilibrada puede llegar a aportar unos 150 mg de GSH al día.

Funciones corporales

Una de las funciones más importantes del glutatión es proteger a la célula contra la acción de los radicales libres H2 O2, además de proteger a los lípidos de la membrana celular de la peroxidación.

Resulta de utilidad en la recuperación de las vitaminas C (ácido ascórbico) y E (alfa-tocoferol), después de participar en la eliminación de radicales libres generados in situ o a distancia. El GSH interviene además en la detoxificación de compuestos xenobióticos, el almacenamiento y transporte de cisteína, la regulación del balance redox de la célula, el metabolismo de los leucotrienos y las prostaglandinas, la síntesis de los desoxirribonucleótidos, la función inmunológica y la proliferación celular.

Indicaciones:

Cáncer.

Parece ser que este compuesto induce la resistencia al daño oxidativo, ya que la eliminación de esta resistencia revierte la capacidad de metástasis. En pacientes con cáncer del pulmón se observó una relación inversa entre la sensibilidad a la quimioterapia y la abundancia de GSH.

Obesidad.

Se plantea que la ingestión de dietas ricas en grasa favorece la disminución de la actividad de la glutatión peroxidasa en el corazón y otros órganos, lo mismo que del selenio. En conclusión, dietas altas en grasas y en colesterol inducen un desbalance de la defensa antioxidante, lo cual provocará un aumento en el peso.

Ulcera péptica.

La participación de la enzima en esta enfermedad es relevante ya que en ensayos realizados se encontró un déficit enzimático, tanto en el tejido hepático, como en la mucosa gástrica.

Enfermedad de Parkinson.

Esta enfermedad se caracteriza por una disminución de las concentraciones de glutatión peroxidasa en la sustancia nigra del cerebro.

Ejercicio físico y envejecimiento.

Se ha demostrado que durante el ejercicio físico y el envejecimiento, el sistema antioxidante sufre una importante alteración. Las enzimas antioxidantes SOD y CAT del hígado y el miocardio muestran una disminución general a edades mayores, mientras que las enzimas relacionadas con el hígado y en las mitocondriales del corazón, aumentan significativamente. Tanto el envejecimiento como el ejercicio intenso pueden provocar estrés oxidativo al organismo. La suplementación con Glutatión previene en parte los daños ocasionados por la oxidación.

Cataratas.

En la catarata incipiente, ha demostrado con el paso de los años una sólida eficacia.

Envejecimiento:

El proceso de envejecimiento va acompañado de un mayor estrés oxidativo, con una bajada en los niveles de GSH en plasma, mientras se incrementa la cantidad de GSSG (oxidado). Muchas de las enfermedades crónicas asociadas al envejecimiento van de la mano de una menor capacidad antioxidante. Las patologías del envejecimiento aparecen con más frecuencia en sujetos con bajos niveles de esta sustancia que en aquellos que tienen cantidades normales.

SUPERÓXIDO DISMUTASA (SOD)

Una de las enzimas antioxidantes más importante es la superóxido dismutasa o SOD. La SOD es verdaderamente el mecanismo maestro de defensa de las células para atrapar a los radicales libres y prevenir las enfermedades.

Una mutasa es un tipo de enzima que inicia la reorganización de los átomos en una molécula, y la función primaria de la SOD es convertir al radical libre superóxido (O2) en peróxido de hidrógeno, un radical libre menos dañino. Entre los radicales libres, el superóxido es el más poderoso y peligroso. Esto es porque debido a su estructura química requiere 3 electrones para reequilibrarse. Cuando arrebata esos 3 electrones de otras moléculas, se crea un desequilibrio aún mayor que cuando hay un desequilibrio convencional producido por un solo electrón. También tiende a reequilibrarse así mismo más rápidamente creando más superóxidos con el potencial de causar mucho más daño.

La especie de oxígeno reactivo (ROS) ha sido asociada con toda clase de enfermedades degenerativas, artritis, cáncer, la enfermedad de Alzheimer y la enfermedad de Parkinson. Además, el superóxido junto con el óxido nítrico nos lleva a la generación de peroxinitrito, el cual es principalmente responsable de la muerte de las células, salvo que se genere peróxido de hidrógeno. Debido a que el superóxido es tan potencialmente dañino, la SOD existe en 2 formas en la célula. En las mitocondrias, las cuales son las estructuras productoras de energía de la célula, la SOD está presente como una enzima que contiene manganeso. En el citoplasma de la célula, el cobre y el zinc son los metales principales encontrados en la estructura de la SOD. La presencia de la SOD en ambos lugares, en la mitocondria y el citoplasma, asegura que mucho del superóxido sea convertido en peróxido de hidrógeno.

La superóxido dismutasa ha provocado un gran interés por parte de los investigadores médicos desde su descubrimiento en 1968. Primero se utilizó en forma inyectable para tratar la artritis en adultos y problemas respiratorios en los infantes y para servir como una terapia coadyuvante en el tratamiento del cáncer.

Mientras en el pasado se usaron fuentes bovinas para obtener SOD inyectable, hoy tenemos la SOD/gliadina: la primera fuente oralmente accesible y vegetariana de la SOD y un avance revolucionario en el desarrollo de los complementos alimentarios.

Funciones corporales:

Actúa neutralizando los radicales superóxido convirtiéndolos en peróxido de hidrógeno en concentraciones inferiores a 10, siempre en presencia de cinc.

La SOD es imprescindible para todos los organismos aerobios, habiéndose establecido una correlación entre los niveles de SOD y el índice la longevidad.

Aplicaciones terapéuticas:

Artritis.

Varios estudios apoyan la idea de que los radicales libres contribuyen al daño en las articulaciones encontrado en la artritis. Al reducir los niveles de radicales libres, la SOD puede retrasar el desarrollo y el progreso de la artritis.

Asma.

Aunque no se conocen las causas exactas del asma, la investigación ha sugerido que ciertos radicales libres ROS, incluyendo el superóxido, pueden dañar al tejido pulmonar y ocasionar problemas asmáticos. Un estudio hace algunos años sugiere que la SOD complementaria puede contrarrestar el daño tisular relacionado con el peróxido, y prevenir enfermedades pulmonares crónicas y otros problemas relacionados con la deficiencia respiratoria.

Alergias.

En un estudio clínico se encontró que la SOD puede reducir la severidad de un ataque de asma provocado por alérgenos y otros agentes químicos. Los investigadores han encontrado que los niveles adecuados de la SOD reducen el efecto constrictor de los alérgenos y hace más fácil la respiración.

Cáncer.

Los radicales libres ROS pueden alterar el ADN y la membrana de las células resultando en un código genético mutado dentro de la célula. Esto, al final, nos puede llevar al cáncer.

La SOD puede inhibir la metástasis, retrasar el crecimiento tumoral y prevenir el daño celular inicial que puede llevarnos al cáncer. Además, la SOD puede ayudar a proteger y reparar el tejido sano que es dañado por los tratamientos de quimioterapia y radioterapia.

Algunos estudios han demostrado que la SOD no solamente inhibe la propagación de los tumores, sino que además cuando se combina con la quimioterapia, la hace más efectiva. Por otro lado, la evidencia muestra que la SOD reduce la efectividad de ciertas sustancias químicas que son responsables de la reproducción de los genes dañados que pueden llevarnos a la generación de células malignas.

Inclusive una sola exposición a la radiación UV puede causar una disminución importante en la SOD antioxidante hasta 72 horas después de dicha exposición.

Un estudio clínico implica que la SOD no solo puede prevenir el cáncer de la piel lo mismo que otras enfermedades dermatológicas, sino que puede realmente aumentar la capacidad del cuerpo para producir más SOD.

En un estudio clínico de pacientes con cáncer tratados con radiación, se demostró que la SOD ayuda a aliviar -y a veces hasta revertir- la fibrosis inducida por la radiación. Lo mismo se demostró en otro estudio con relación a la quimioterapia. Un estudio sugiere que la SOD usada en conjunto con la terapia de radiación no sólo puede prevenir el daño inmediato de la radiación, sino también protege contra el daño que puede ocurrir más tarde.

En nuestras investigaciones hemos logrado constatar que los niveles inferiores de la SOD están asociados con tumores agresivos y metales tóxicos.

La SOD, finalmente, es una de las defensas importantes preliminares contra la invasión y la propagación del cáncer en los leucocitos y mejora las acciones de otros medicamentos anticancerosos.

LICOPENO

El licopeno es un pigmento vegetal, soluble en grasas, que aporta el color rojo característico a los tomates, sandías y en menor cantidad a otras frutas y verduras. Pertenece a la familia de los carotenoides como el b-caroteno, sustancias que no sintetiza el cuerpo humano, sino los vegetales y algunos microorganismos, debiéndose tomar en la alimentación como micronutriente.

El licopeno es uno de los primeros carotenoides que aparecen en la síntesis de este tipo de compuestos, constituyendo la base molecular para la síntesis de los restantes carotenoides. Su obtención por síntesis química aún no está totalmente establecida y, a diferencia de otros carotenoides como el β-caroteno producido a gran escala por síntesis, el licopeno se obtiene fundamentalmente a partir de fuentes naturales, y muy especialmente tomates. Sin embargo, los sistemas de extracción son costosos y el licopeno presenta una baja estabilidad, lo que ha limitado su utilización como colorante alimenticio.

Cada vez existen más investigadores que sugieren que el consumo de licopeno tiene un efecto beneficioso sobre la salud humana, reduciendo notablemente la incidencia de las patologías cancerosas sobre todo de pulmón y próstata, así como para prevenir afecciones cardiovasculares y envejecimiento. También existen evidencias científicas de que previene el síndrome de degeneración macular, principal causa de ceguera en la gente mayor de 65 años.

Un estudio realizado por investigadores de la Universidad de Harvard, reveló que el consumo de licopeno redujo en un 45% las posibilidades de desarrollar cáncer de próstata en una población de 48.000 sujetos que tenían en su dieta por lo menos 10 raciones semanales de tomate o subproductos de éste. La investigación duró seis años. Otras investigaciones descubrieron que el licopeno también reduce los niveles de colesterol en forma de lipoproteína de baja densidad (LDL), que produce aterosclerosis, por lo que la ingesta de tomates reduce la incidencia de enfermedades cardiovasculares.

Los primeros estudios se centraron en los beneficios que aportaban en la prevención de ciertos cánceres, y mostraron que aquellas personas que lo consumían con frecuencia estaban menos expuestas a cánceres que afectaban al sistema digestivo y al reproductor, tales como el de colon y de próstata.

Otros posteriores venían a demostrar las propiedades antienvejecimiento del licopeno. Un ejemplo es el llevado a cabo con un grupo de 90 monjas, en el sur de Italia, con edades comprendidas entre los 77 y los 98 años. Aquellas con índices mayores de licopeno en la sangre, tenían una mayor agilidad a la hora de realizar todo tipo de actividades.

PLANTAS MEDICINALES

Esta relación se refiere a aquellas plantas medicinales que se deberían incluir dentro de la lista de suplementos antienvejecimiento, utilizándose de manera continuada durante toda la vida.

AJO

Allium sativum

Partes utilizadas:

Se emplea el bulbo turgente y bien maduro.

Composición:

Un enzima como la aliinasa, inulina, aceite esencial con aliicina que se transforma en disulfuro de alilo y vitaminas A, B, C y nicotinamida. También hierro, fósforo, calcio, proteínas y carbohidratos.

Usos medicinales:

Es antiséptico, balsámico, antihelmíntico, hipotensor y diurético. Se le reconocen propiedades como rejuvenecedor y restaurador arterial. A pesar de que sus acciones han sido demostradas en repetidas ocasiones por los mejores investigadores, el uso del ajo sigue estando muy limitado a sus aplicaciones culinarias. En el mercado de la herbodietética existen perlas a base de su aceite o incluso con ajo puro pulverizado y seco, las cuales nos pueden servir para utilizarlo con eficacia sin que notemos su profundo olor en el aliento. Su mejor aplicación es para la arteriosclerosis, los zumbidos de oído, la hipertensión arterial y la pérdida de memoria en la vejez. Es eficaz también por su efecto antibiótico en las enfermedades del aparato bronquial, ya que al eliminarse por el aliento ejerce un efecto local muy poderoso como bactericida. Se le reconocen propiedades contra el cáncer. Mejora también la diabetes, la gripe y los enfriamientos, teniendo en estos casos un efecto bactericida potente. Elimina los parásitos intestinales, previene la trombosis y alivia la claudicación intermitente.

Otros usos:

Su jugo neutraliza el veneno de los insectos. Aplicado directamente en el diente dolorido calma el malestar, lo mismo que si lo introducimos en la oreja en casos de otitis. Mezclado con los alimentos fomenta la puesta de huevos de las gallinas.

Se le reconocen propiedades contra el cáncer, estimula el sistema inmunológico y ayuda a reducir los ataques de asma alérgica, recomendándose para el tratamiento del SIDA.

Para evitar el mal aliento por su consumo es útil masticar perejil o hinojo.

Toxicidad:

No tiene toxicidad, pero su tolerancia gástrica es mala.

No debe ser consumido por las mujeres lactantes ya que provoca cólicos en los bebés.

Por sus propiedades anticoagulantes debe evitarse su consumo por personas que estén con tratamiento médico con estos medicamentos.

ASTRÁGALO

Astragalus membranaceus

Botánica:

Especie perenne, de la familia de las alubias y los guisantes, algo leñosa en la base, de gran porte (hasta casi un metro de altura). Las hojas están divididas en numerosos foliolos (entre 10 y 20 pares). Las flores se agrupan (habitualmente más de 20), muy juntas, en cabezas rodeadas de una pilosidad lanosa, blanquecina. Aparece en matorrales instalados sobre terrenos calizos caldeados.

Partes utilizadas:

Hojas.

Composición:

Contiene flavonoides, polisacáridos, saponinas, aminoácidos y minerales, además del principal principio activo conocido como astragalán, un polisacárido que ha demostrado inhibir la replicación de algunos virus.

Usos medicinales:

Restaura la longitud de los telómeros cromosómicos, lo que le hace la planta más importante en cuanto a su efecto en la longevidad.

Intensifica la fagocitosis de los sistemas retículo-endoteliales, estimula la producción natural de interferón por el cuerpo humano y, además, potencia la actividad de este importante inmunomodulador. Aumenta la actividad de los Linfocitos T. Puede disminuir la hiperactividad inmune en pacientes con lupus eritematoso sistémico, esclerosis múltiple y miastenia gravis. Estimula la mobilidad de los espermatozoides.

Se recomienda en cualquier enfermedad que cause daños en el sistema linfático, hepático y defensivo en general. También, y de modo especial, en Cáncer y SIDA.

CARDO MARIANO

Silybum marianum

Partes utilizadas:

Se emplean las semillas.

Composición:

Silimarina, silibina, histamina y flavonoides.

Usos medicinales:

Es el mejor hepatoprotector conocido, capaz de regenerar al hepatocito. Es eficaz también como colagogo, antitóxico, digestivo y aperitivo. Se emplea con éxito en la cirrosis, las insuficiencias biliares, las malas digestiones y como tónico hipertensor. Tiene acciones positivas en las hemorragias digestivas, nasales y vaginales. Alivia la gripe, la cistitis, las jaquecas, las alergias, y contribuye a eliminar cálculos renales y vesiculares.

Otros usos:

Su sinergia se da con el diente de león. Es eficaz para los mareos y vómitos en los viajes. Se le atribuyen buenos efectos como cardiotónico y en la insuficiencia venosa. Posee un efecto antioxidante 10 veces superior a la vitamina E, contribuyendo también a disminuir los niveles de colesterol. Actúa como antihemorrágico en la insuficiencia hepática.

Toxicidad:

No tiene toxicidad.

CÚRCUMA

Curcuma longa

Composición:

Principio amargo, resina, almidón y ácidos orgánicos.

Partes utilizadas:

Las raíces y hojas

Usos medicinales:

Se emplea como tónico estomacal pues estimula la producción de jugos gástricos, siendo adecuado para abrir el apetito y en la hipoclorhidria. Es colagoga, carminativa y reduce el colesterol. Es un potente antiinflamatorio.

Otros usos:

Forma parte de la salsa curry, mezclada con coriandro, jengibre, comino, nuez moscada y clavo.

Toxicidad:

Tiene efecto anticoagulante.

DIENTE DE LEÓN

Taraxacum officinale

Partes utilizadas:

En infusión se emplean las hojas.

Composición:

Hojas: flavonoides, vitaminas y cumarinas.

Raíces: inulina, resina y amargos.

Usos medicinales:

Colagogo y colerético, digestivo, depurativo. Las hojas tiernas y jóvenes son un exquisito plato como ensalada, además de muy nutritivo. El único requisito es lavarlas bien para quitarles ligeramente su amargor.

En medicina natural se emplea preferentemente como colagogo y colerético, además de utilizarse en todas las hepatopatías, siendo uno de los mejores remedios que existen para estas patologías. Disuelve y elimina los cálculos biliares y es un excelente e inocuo diurético. Se puede emplear también en arteriosclerosis, estreñimiento, obesidad, reumatismo y gota, así como en las enfermedades de piel.

Otros usos:

Con sus raíces tostadas se prepara en muchos lugares de Iberoamérica un sucedáneo del café mucho más saludable y barato. En épocas de penuria económica algunos pueblos han podido sobrevivir comiendo solamente ésta planta en su totalidad. La savia del látex aplicada directamente elimina las verrugas.

Toxicidad:

No tiene toxicidad.

EQUINÁCEA

Echinacea angustifolia

Partes utilizadas:

Flores y raíz

Composición:

Resina, equinaceína, equinacósido, inulina, glucosa, betaína, fructosa, fitolelanos y aceite esencial.

Usos medicinales:

Antibiótica y antitérmica. Es un excelente antibiótico natural que estimula, además, el sistema defensivo. Baja la fiebre, es antiinflamatorio y analgésico, pudiéndose emplear incluso en afecciones vírales. Estimula la producción de interferón, inhibe las enzimas hialuronidasas en las bacterias, aumenta la actividad de los fagocitos séricos y tisulares, acelera y refuerza los fibroblastos, y eleva los niveles de properdina, indicador de la respuesta del organismo ante una infección.

Externamente conserva las mismas propiedades en gargarismos, heridas infectadas, quemaduras y como cicatrizante. Puede producir sudor y un aumento de la saliva. Se puede emplear como preventivo de enfermedades infecciosas de invierno.

Es eficaz en la inflamación de los ganglios linfáticos, los abscesos, mastitis, fiebre puerperal, erisipela, úlceras varicosas.

Otros usos:

Se le ha encontrado sinergia con el tomillo. Parece que puede ayudar a aumentar la cantidad de glóbulos rojos en los pacientes con cáncer que están siendo radiados. Es eficaz en las picaduras de insectos. Se recomienda emplear la raíz fresca.

Toxicidad:

No tiene toxicidad.

ESPINO BLANCO

Crataegus oxycantha

Partes utilizadas:

Se emplean las flores.

Composición:

Contiene purinas, colina, ácidos triterpénicos, crataególico, flavonoides, quercetol, ácido caféico, antocianinas, histamina, aminopurinas, taninos y vitamina C.

Usos medicinales:

Hipotensor, cardiotónico, calmante y antiespasmódico. Es el remedio de elección en toda la patología cardiaca, en especial la insuficiencia. Regula la tensión arterial alta y baja, la tensión descompensada y corrige las taquicardias y palpitaciones, especialmente de origen nervioso. Mejora la arteriosclerosis, el exceso de colesterol, y los espasmos vasculares. La corteza se empleaba contra la malaria. Su acción está más en la continuidad que en la dosis, ya que, dosis más altas no tienen mejores efectos.

Otros usos:

Es una buena planta para elaborar deliciosos y útiles vinos medicinales. Con la madera se hacen útiles de torno y ebanistería. Se emplea contra el insomnio y los vértigos.

Toxicidad:

No tiene toxicidad. A dosis altas puede originar bradicardia.

GINKGO

Ginkgo biloba

Partes utilizadas:

Se emplean las hojas.

Composición:

Antocianinas, flavonoides y ginkgólidos.

Usos medicinales:

Excelente venotónico en varices y hemorroides. Mejora la circulación cerebral, la insuficiencia circulatoria y la fragilidad capilar, siendo especialmente importante en ancianos.

Se comporta como un poderoso antioxidante, aumentando la cantidad de oxígeno disponible para el cerebro, al mismo tiempo que evita la coagulación excesiva de la sangre. Se cree que el Ginkgo también puede ayudar a mejorar la transmisión de información en las células cerebrales, el tiempo de reacción en pruebas de memoria, siendo especialmente eficaz en los pacientes con Alzheimer.

Otros usos:

Eficaz afrodisiaco por un aumento del volumen sanguíneo en los cuerpos cavernosos del pene, ejerciendo también como un moderado antidepresivo.

Toxicidad:

No tiene toxicidad.

GINSENG

Panax quinquefolium

Partes utilizadas:

Se emplea la raíz de seis años.

Composición:

Ginsenósidos, panaxósidos, ácido panáxico, saponina, fosfatos, estrógenos y las vitaminas C y B.

Usos medicinales:

Estimulante nervioso, hormonal y muscular, así como hipoglucemiante ligero, antiespasmódico y afrodisíaco. Es la planta medicinal más utilizada en todo el mundo y de la que todavía no conocemos todas sus propiedades.

Se emplea con éxito en los decaimientos, agotamiento nervioso, estrés, fatiga intelectual, mala memoria y riego sanguíneo cerebral disminuido. También para corregir los problemas nerviosos y hormonales de la menopausia, para aumentar las defensas inespecíficas, en la disminución prematura de la potencia sexual, como regulador de la presión sanguínea y en las diabetes no estabilizadas.

Toxicidad:

A pesar de que no tiene toxicidad, no hay que sobrepasar la dosis de dos gramos diarios.

JENGIBRE

Zingiber officinale

Partes utilizadas:

Se emplea la raíz

Composición:

El aroma es debido a una esencia que contiene los terpenos siguientes: cineol, felandreno, citral y borneol. El gusto acre y ardiente proviene de los fenoles siguientes; gingerol, shogaol y zingerona.

Usos medicinales:

Alivia las náuseas y los mareos producidos por los viajes, también los vómitos matutinos de embarazada, y aquellos que son ocasionados por intolerancias medicamentosas. Es antiespasmódico, mejora la digestión de las grasas, y se emplean en las enfermedades producidas por frío, pues genera calor interno. Se le atribuyen propiedades para estimular las defensas, como antiinflamatorio y para reducir el colesterol y la hipertensión.

Otros usos:

Previene la formación de coágulos en la patología arterial. Para aliviar dolores de garganta, chupar un trozo de jengibre.

Externamente se emplea su aceite para sabañones, enfriamientos renales y enfermedades reumáticas.

Toxicidad:

Estimula la menstruación, por lo que no debe ser empleado durante el embarazo. Puede ocasionar, igualmente, acidez estomacal.

SALVIA (para mujeres)

Salvia officinalis

Partes utilizadas:

Se emplean las hojas recogidas antes de la floración, aunque hay quien recomienda después.

Composición:

Flavonoides, tuyona, polifenoles, ácido caféico y ursólico. Vitaminas y sales minerales, además de estrógenos y asparragina.

Usos medicinales:

Es estrogénica, antisudoral y eupéptica.

Corrige el exceso de sudación, mejora la falta de apetito, el cansancio y la atonía gástrica, es colagoga, antiasmática y emenagoga.

Empleada preferentemente por la mujer es una planta que mejora una gran cantidad de funciones femeninas, especialmente las relativas a glándulas endocrinas y genitales. El aporte de estrógenos la convierte en la planta de elección en la menopausia y la esterilidad.

En uso externo es un eficaz agente para suavizar la piel y eliminar arrugas, y para lavados vaginales.

Otros usos:

Antiguamente se decía que donde crecía la salvia había salud y de ahí su nombre. Ciertamente es una planta muy equilibradora del organismo. La esencia, por su contenido en tuyona, implica que sea recomendada solamente por un experto.

Toxicidad:

No tiene toxicidad, pero no emplear en el embarazo o la lactancia por su contenido en hormonas.

UÑA DE GATO

Uncaria tomentosa

Composición:

Isopteropodina, taninos catéquicos, polifenoles, mitrafilina, hirsutina e Isopteropodina-Aloisomérica.

Usos medicinales:

Inflamaciones en general, artritis reumatoide, cistitis, úlceras gástricas. Infecciones víricas, enfermedades autoinmunes. Se le reconocen, especialmente, importantes acciones sobre el sistema inmunitario y en el aumento de los leucocitos. Los últimos estudios demuestran efectos benéficos en la mitosis celular y retrasa o impide la implantación de células tumorales.

Otros usos:

Cáncer, especialmente en presencia o riesgo de metástasis. Herpes, envejecimiento. Se le han encontrado efectos intensos en la mejora del Alzheimer, especialmente unida al Ginkgo Biloba y al Romero.

Toxicidad:

Puede ocasionar trastornos digestivos. No emplear durante el embarazo o la lactancia por la presencia de alcaloides.

SUSTANCIAS PARA EL SISTEMA ARTICULAR

Complejo **GLUCOSAMINA, CONDROITINA, MSM**

Esta combinación popular de Sulfatos de Glucosamina y Condroitina, además de MSM, ayuda a mantener las articulaciones saludables y flexibles, nutriendo al cartílago y los tejidos que amortiguan los huesos. También ayuda a producir una respuesta anti-inflamatoria, produciendo flexibilidad y comodidad en las articulaciones. Es la combinación más popular en la actualidad para la salud de las articulaciones y en unión al Mejillón de labio verde (*perna canaliculus*), constituye un tratamiento sólido y eficaz para los trastornos degenerativos articulares.

GLUCOSAMINA

La glucosamina (sulfato de glucosamina) es uno de los tres principales componentes estructurales que se encuentran en los productos más populares que ofrecen respaldo a las articulaciones y es el suplemento ideal para la salud de las articulaciones y los cartílagos. Funciona como lubricante a fin de aportar soporte nutricional a articulaciones sanas para tener mayor comodidad de movimiento, sirviendo igualmente para ayudar a la movilidad y la flexibilidad, al mejorar la amplitud de movimiento.

Es un componente estructural clave en los cartílagos, que nutre y revitaliza los componentes celulares en el interior de las articulaciones. Se extrae del caparazón de los camarones, la langosta y el cangrejo, como también de fuentes no animales.

Un estudio clínico demostró que las personas que tomaron sulfato de glucosamina después de dos semanas mejoraron significativamente la salud general de las articulaciones. Además, tuvieron calificaciones más altas en la escala de salud y en una escala libre de movilidad. La glucosamina demostró ser efectiva para la salud general de las articulaciones.

Otro estudio de tres años sobre los efectos del sulfato de glucosamina (212 sujetos que tomaron 1500 mg por día) demostró que el sulfato de glucosamina mantuvo los cartílagos de las rodillas saludables. Además, la glucosamina mejoró significativamente la salud de las articulaciones y la amplitud de movilidad comparada con el placebo.

Beneficios:

Ideal para la salud de las articulaciones y los cartílagos

Nutre y revitaliza los componentes celulares del interior de las articulaciones

Funciona como lubricante y estimulante del líquido sinovial para mejorar la salud de las articulaciones.

Contribuye a la movilidad y la flexibilidad al estimular mayor amplitud de movimientos.

CONDROITINA

La condroitina (sulfato de condroitina) pertenece a una clase de moléculas muy grandes llamadas glucosaminoglicanos, los componentes estructurales clave en la formación del cartílago. El sulfato de condroitina se fabrica a partir de fuentes naturales, tales como el cartílago de bovinos y tiburón.

En los humanos, el sulfato de condroitina es uno de los constituyentes principales del cartílago y brinda soporte estructural para las articulaciones.

Un estudio de seis meses controlado por placebo que evaluó los efectos de 800 mg de sulfato de condroitina sobre las articulaciones de la rodilla, demostró una diferencia significativa desde el punto de vista estadístico y favoreció al sulfato de condroitina en todos los parámetros evaluados, incluyendo la salud de las articulaciones y el tiempo de caminata.

Otro estudio controlado por placebo demostró que los sujetos que consumieron 1 gramo por día de sulfato de condroitina mejoraron considerablemente la salud de las articulaciones en general cuando fue comparado con el placebo.

Beneficios:

Brinda respaldo estructural para los cartílagos y las articulaciones.

Lubrica y suaviza las articulaciones.

Mejora la movilidad y flexibilidad de los movimientos de las articulaciones.

MSM (también llamado metilsulfonilmetano)

El metilsulfonilmetano, o MSM, es una fuente natural de azufre, un mineral que es esencial para la formación del colágeno, del tejido conectivo, y de los cartílagos de las articulaciones saludables. El MSM, contribuye de manera importante al mantenimiento de las articulaciones y los cartílagos, suministrando ingredientes vitales que ayudan a los componentes celulares en sus articulaciones. Además de sus efectos beneficiosos en las articulaciones, el MSM puede funcionar como antioxidante, tanto en los componentes solubles en grasa como solubles en agua del cuerpo.

Beneficios:

Es vital en la formación del colágeno, del tejido conectivo y de los cartílagos de las articulaciones. Es adecuado para corregir el envejecimiento de la piel.

NOTA: Las combinaciones de glucosamina, condroitina y MSM cuando son usados en las dosis apropiadas, pueden ser parte de un programa para mantener las articulaciones saludables.

ÁCIDO HIALURÓNICO

El ácido hialurónico se encuentra en los tejidos conectivos del organismo, incluyendo los ligamentos y los tendones, donde funciona de manera natural como lubricante. Se trata de un componente natural del líquido sinovial dentro del tejido conectivo y su función natural es ayudar a mantener el líquido entre sus articulaciones, suministrando la amortiguación y lubricación necesarias para facilitar el movimiento.

Concentrado en el líquido sinovial, lubrifica las articulaciones, el cartílago, las válvulas cardiacas, los fluidos de la oreja interna, la dermis, la epidermis y los ojos. La mayoría de estos tejidos ejercen de hidratantes celulares y de separadores de entorno.

El H. A. constituye una matriz extra celular que permite lubricar, absorber los choques, transportar los nutrientes en las células y eliminar los desechos.

La estructura única y la gran talla de los polímeros del H. A. lo hacen ideal para ejercer estas funciones. Con el paso de los años, el organismo fabrica cada vez menos H. A. y la toma de un suplemento podría tener importantes beneficios tanto en términos de longevidad como en calidad de vida. Un estudio llevado a cabo sobre 96 mujeres de entre 22 y 65 años mostró especialmente una mejoría espectacular de la hidratación, de la suavidad y de la firmeza de la piel, revelando así el inmenso potencial como agente cosmético interno. Otro estudio muestra que la toma continuada de H. A. ayuda a restaurar la movilidad de las articulaciones y a calmar los dolores asociados con la artrosis. Estos resultados son coherentes con todo lo que sabemos sobre el papel del H. A. en el organismo.

SUSTANCIAS PARA EL SISTEMA VASCULAR

ÁCIDOS GRASOS

Omega 3, Omega 6

Los ácidos grasos Omega 3 más importantes, desde el punto de vista alimenticio, son el alfa-linolénico, el ácido eicosapentaenoico (EPA) y el ácido docosahexaenoico (DHA), estos dos últimos presentes en los pescados azules. Otro ácido graso igualmente considerado como esencial es un ácido linoleico, al que ahora preferimos definir como **Omega 6**. Estos ácidos grasos se han clasificado tradicionalmente como "esenciales" porque el cuerpo no puede fabricarlos con sus propios medios y porque desempeñan un papel fundamental en varias funciones fisiológicas.

Consecuentemente, debemos estar seguros que nuestra dieta contiene suficientes cantidades de ácido alfa-linolénico y de ácido linoleico.

Las fuentes dietéticas del ácido alfa-linolénico incluyen las nueces, los cañamones, la soja y algunas verduras de hojas color verde oscuro. El ácido linoleico, por su parte, se encuentra en altas concentraciones en el aceite de maíz y de girasol. La mayoría de la gente consume una cantidad mucho más alta de ácido linoleico que de ácido alfa-linolénico, lo que tiene consecuencias importantes para la salud. La razón es que el cuerpo convierte el ácido alfa-linolénico en dos grasas Omega, el ácido eicosapentaenoico (EPA) y el ácido docosahexanoico (DHA), la primera que desempeña un papel en la prevención de las enfermedades cardiovasculares, mientras que el DHA es necesario para el desarrollo apropiado del cerebro y de los nervios.

Puesto que las membranas celulares se componen de grasa, su integridad y fluidez está determinada en gran parte por el tipo de grasa que comemos, pues no todas son saludables. Las grasas saturadas o hidrogenadas producen membranas celulares muy rígidas y poco porosas, lo que altera la salud en general. Sin embargo, las dietas ricas en Omega 3 producen membranas con un alto grado de fluidez y porosidad, permitiendo así el intercambio de nutrientes y oxígeno. Además, las pruebas de laboratorio sugieren que cuando los ácidos grasos Omega 3 se incorporan en las membranas celulares ejercen una ayuda contra el cáncer, al reparar el ADN dañado. Ciertos estudios publicados aseguran haberse demostrado que realmente protegen contra el cáncer mama y pueden revertir un proceso maligno recientemente iniciado. Aunque todos los ácidos grasos dietéticos se incorporan en las membranas celulares, determinando así cómo una célula responde y crece, los ácidos grasos omega 3 afectan el crecimiento de las células activando una enzima llamada sphingomyelinase, que genera la producción de ceramida, un compuesto que induce la expresión del gen humano p21 supresor del tumor, causando en última instancia la muerte de las células cancerosas.

En experiencias con animales alimentados con dietas ricas en aceite de maíz y aceites de pescado (conteniendo por tanto omega 3 y omega 6), se comprobó que al cabo de tres semanas de tratamiento el volumen y peso del tumor eran significativamente más bajos en ratones que ingirieron mayor cantidad de omega 3.

Aplicaciones resumidas

Los ácidos grasos Omega 3 pueden desempeñar un papel en la prevención y/o el tratamiento de las siguientes enfermedades:

Enfermedad de Alzheimer

Asma

Déficit de atención o hiperactividad

Desorden bipolar

Cáncer

Enfermedades cardiovasculares

Depresión

Diabetes

Eczema

Tensión arterial alta

Enfermedad de Huntington

Lupus

Dolores de cabeza

Esclerosis múltiple

Obesidad

Osteoartritis

Osteoporosis

Psoriasis

Artritis reumatoide.

Omega 6

Se trata de ácidos grasos poliinsaturados que se encuentran preferentemente en los aceites de maíz y pepita de uva. Internamente, su consumo baja el nivel del colesterol total y del colesterol LDL, pero también baja el nivel de colesterol HDL, por lo que necesita estar ajustado en relación al Omega 3 que debería ser de 5:1 a 10:1. Como el 10% de las calorías provenientes de estas grasas corresponde aproximadamente a 22 gramos de grasa poliinsaturada en una dieta de 2000 kcal, entonces, 18 a 20 gramos debieran provenir de aceites vegetales ricos en Omega 6 como el de maíz y al menos 2 a 3 gramos de la grasa ingerida al día debieran provenir de Omega 3, preferentemente de origen marino o bien de aceites vegetales como la soja. Nuestra dieta actual, sin embargo, posee un exceso de Omega 6 y un déficit de los Omega 3, ya que los Omega 6 están también presentes en las mayonesas, productos elaborados, y la mayoría de los aceites.

El ácido linoleico (18: 2), el ácido graso más corto de la cadena Omega 6, es un ácido graso esencial. El ácido Araquidónico (20: 4) es un ácido graso fisiológico significativo n-6 y es el precursor de las prostaglandinas y otras moléculas fisiológico activas. Cuando los niveles entre Omega 6 y 3 están descompensados, aumenta la probabilidad de padecer ciertas enfermedades relacionadas con el metabolismo de las grasas.

Sus acciones son:

Impiden la acción de los Omega 3 (por desplazamiento), contrarrestando la acción de los n-3 a nivel cardiovascular.

Favorecen la vasoconstricción (disminuyendo el flujo sanguíneo y aumentando la tensión arterial).

Favorecen un buen aspecto de la piel.

Omega 9

Los ácidos grasos omega 9 son un tipo de ácido graso considerados esenciales con amplios efectos biológicos positivos para la salud, como el alivio de la inflamación relacionada con la artritis reumatoide y los síntomas del síndrome premenstrual. Los efectos biológicos del Omega 9 son generalmente mediados por sus interacciones con los ácidos grasos omega y omega 6.

Los componentes esenciales de los omega 9, son:

Ácido oleico que es el componente principal del aceite de oliva y de otras grasas monosaturadas.

Ácido erúcico encontrado en la canola, las semillas del Erísimo y las semillas de mostaza.

A diferencia de los ácidos grasos Omega 3 y Omega 6, los ácidos grasos Omega 9 no se clasifican como ácidos grasos esenciales. Eso se debe a que pueden ser creados por el cuerpo humano a partir de grasas insaturadas, por lo que no son esenciales en la dieta.

Este tipo de grasas monoinsaturadas desempañan un papel importante porque ayudan a establecer los nivelar de colesterol en sangre, refuerzan el sistema inmunológico y reducen la inflamación.

Otro dato sobre el Omega-9: si tu cuerpo no recibe la cantidad suficiente de los otros dos ácidos grasos antes mencionados –el 3 y el 6-, tu cuerpo puede utilizar, a modo de sustituto, el 9. De cualquier modo, siempre busca equilibrar la ingesta de todos ellos.

POLICOSANOL/OCTACOSANOL

El policosanol es una mezcla de alcoholes grasos, algunos derivados de las ceras de plantas como la caña y el ñame, así como la cera de abejas El alcohol de mayor prevalencia en el policosanol es el Octacosanol, seguido por triacontanol. El octacosanol y las substancias relacionadas también se encuentran en el aceite de germen de trigo, los aceites vegetales, alfalfa y diferentes productos animales.

La cera de las abejas contiene substancias similares a aquellas encontradas en el policosanol. Sin embargo, las proporciones relativas de estos componentes son significativamente diferentes. De manera relativa, los productos de cera de las abejas contienen poco octacosanol y un porcentaje alto de triacontanol. Esta diferencia en la composición química parece causar efectos medicinales significativamente diferentes. Estudios publicados en Cuba sugieren que los productos de cera de las abejas podrían ser útiles para el tratamiento de úlceras, pero no para reducir el colesterol o tratar la claudicación intermitente. Sin embargo, los fabricantes de los nuevos productos de cera de las abejas afirman que su extracto es diferente del tipo evaluado en esos estudios. Actualmente se encuentra en proceso un ensayo clínico doble ciego de este producto que podría resolver esta controversia.

El policosanol es tan eficaz como las estatinas para reducir el colesterol. Un estudio comparó la toma diaria de 5 mg de policosanol con la de simvastatina durante 8 semanas. El policosanol hizo bajar el colesterol LDL de un 21,1 y la estatina de un 26%. Otro estudio comparativo mostró que 20 mg de policosanol eran tan eficaces que 100 mg de aspirina para reducir el aumento de las placas.

El policosanol disminuye el riesgo de trombosis, mejora la circulación de la sangre (que se ve reducida por las placas) hacia el cerebro y las extremidades. También controla los niveles de colesterol HDL y LDL, siendo eficaz contra los síntomas de claudicación intermitente, una molesta consecuencia de la arteriosclerosis, la cual reduce de un 50%. Mejora la capacidad aeróbica y quizá también la vida sexual de los pacientes cardiovasculares. Contrariamente a los medicamentos, carece de efectos secundarios. Los estudios clínicos sobre el policosanol son muy numerosos y se realizaron sobre más de 30.000 pacientes.

La eficacia del policosanol depende de su dosificación. Algunas personas se contentan de 5 mg por día. Una dosis de 10 mg por día rebaja el LDL de un 20 a un 25% al cabo de 6 o 8 semanas y una dosis de 20 mg de un 25 a un 30%. El colesterol HDL aumenta simultáneamente de un 15 a un 25%, lo que mejora admirablemente el ratio LDL y HDL.

SUSTANCIAS CONTRA EL ENVEJECIMIENTO CEREBRAL

AT65 (extracto de astrágalo)

En cuanto al protagonismo de los telómeros en la longevidad, y dado que la investigación en este sentido está avalada por un premio Nobel, debemos hacer mención especial a la activación de la telomerasa con AT-65 extraído de la raíz del astrágalo, lo cual redundaría en evitar el acortamiento de los telómeros. Aunque no hay demasiados estudios clínicos, parece que sí puede mejorar la longevidad y la calidad de vida. Un estudio doble ciego controlado con placebo del extracto de AT-65, mostró mejorías en:

La función del sistema inmunológico

La visión

La función sexual

Los niveles de energía

Elasticidad de la piel

Alargamiento de los telómeros.

BERBERINA

La berberina se encuentra presente en la cúrcuma, la vara de oro y en árboles de la familia berberis. Como suplemento dietético, la berberina muestra actividad contra infecciones fúngicas de Candida albicans, levaduras, parásitos, e infecciones virales y bacterianas. Activa la intercalación en el ADN que serviría para el tratamiento del cáncer. También se emplea en la depresión y la diabetes 2.

A la berberina se le atribuyen propiedades antibacterianas, antiinflamatorias, antiproliferativas, antidiarreicas, antineoplásicas, antidiabéticas e inmunoestimulantes, además, ha sido utilizada durante mucho tiempo en la medicina tradicional, incluyendo a la medicina tradicional china.

La berberina ayuda a combatir las células madre metastásicas y la insuficiencia cardíaca. Muchos médicos integradores (medicina convencional y natural) afirman que es un suplemento para la salud en general, por su capacidad para abordar una amplia gama de enfermedades.

En realidad, este suplemento funciona igual de bien o incluso mejor que algunos medicamentos para tratar ciertas afecciones. Por ejemplo, se ha demostrado que es mejor que las estatinas para mejorar los lípidos en la sangre y que es igual de eficaz que los antihipertensivos para reducir la presión arterial.

Al igual que la metformina, muchos de los beneficios de la berberina se han relacionado con su capacidad para activar la AMPK, una enzima que se encuentra dentro de las células. A veces es denominada como un "interruptor metabólico maestro" porque desempeña un papel fundamental en la regulación del metabolismo.

Asimismo, la AMPK se ha relacionado con la resistencia a la insulina, disfunción mitocondrial, obesidad, neurodegeneración e inflamación crónica –lo cual sienta las bases para diversas enfermedades crónicas de gravedad.

De igual forma, la AMPK es un neuroprotector de gran importancia, tal y como lo explica el Journal of Neurochemistry: "la AMPK detecta el estrés metabólico e integra diversas señales fisiológicas con el fin de restablecer el equilibrio energético. El sistema nervioso central le da múltiples funciones a la AMPK. Por ello, la berberina también beneficia la salud cerebral y el bienestar psicológico al aumentar los neurotransmisores clave".

DMAE

La DMAE (dimetiletanolamina o dimetilaminoetanol) es el precursor de la acetilcolina, un neurotransmisor. En estado natural se encuentra en pescados como la sardina o la anchoa.

En tres experimentos, la droga DMAE prolongó la vida de animales de laboratorio en un 49.5% cuando se les administró la medicación en el agua. El DMAE se ha vuelto popular como suplemento dietético y, en combinación con el Gingko Biloba, como tratamiento para mejorar la memoria o droga de la inteligencia.

Se ha visto también eficaz en el tratamiento de alteraciones neurológicas ocasionadas por el envejecimiento y en la reducción en la acumulación de pigmentos asociada con la edad en neuronas, células musculares y células de la piel.

Estudios en humanos han demostrado que la centrofenoxina o DMAE puede mejorar tanto el aprendizaje como la memoria inmediata y la capacidad de reacción.

La DMAE se ha utilizado con éxito en el tratamiento de diferentes problemas cognitivos y perturbadores, incluidos la hiperactividad/déficit de atención (TDAH) y lagunas de memoria, especialmente las ocasionadas por isquemias y en la recuperación del ictus cerebral.

En estudios realizados en niños que padecían TDAH, el DMAE tuvo efectos beneficiosos comparables a los obtenidos con Ritaline. Incrementó la capacidad de atención, la memorización a corto plazo y la capacidad de aprendizaje.

También se emplea como tratamiento externo para revertir el envejecimiento de la piel.

FOSFATIDILSERINA

La Fosfatidilserina (abreviado DPT-L-Ser o PS) es un compuesto de fosfolípidos que se encuentra en el interior de las membranas celulares gracias a una enzima denominada flipasa. El factor más importante está en contribuir para reparar el daño de la membrana celular en edades avanzadas debido a distintos factores como son, los metales pesados, radicales libres (humo, abuso de alcohol y contaminantes), estrés, y deficiencias nutricionales.

De hecho, en estudios recientes, se ha encontrado que la fosfatidilserina puede ayudar a mejorar la memoria y las capacidades cognitivas, especialmente entre las personas de mayor edad. Ayuda, pues, a conservar las funciones cerebrales que tienden a desaparecer con la edad.

La PS aumenta el metabolismo de la glucosa en el cerebro y el número de receptores de los neurotransmisores.

El mayor número de lugares receptores explica el hecho de que los efectos potenciadores de la memoria de la fosfatidilserina, se mantengan durante unos 3 meses después de tomarla.

Los estudios clínicos suponen que la PS puede apoyar ciertas funciones del cerebro que suelen debilitarse con el envejecimiento. 17 sobre los 25 estudios realizados sobre seres humanos han demostrado los beneficios siguientes:

• Mejora de los trastornos de memoria debidos a la edad.

• Mejora de las prestaciones cognitivas.

• Regulación del humor.

• Mejora de las capacidades de aprendizaje.

• Tiene propiedades neuroprotectoras y antioxidantes.

En mayo de 2003 por la Food de EE.UU. se afirmó que el consumo de fosfatidilserina puede reducir el riesgo de disfunción cognitiva en los ancianos.

También ha demostrado que acelera la recuperación en los atletas, previene el dolor muscular, mejora el bienestar, y puede poseer propiedades ergogénicas en atletas involucrados en el ciclismo, pesas y carreras de resistencia. Pudiera ser eficaz para combatir el estrés a causa de un aumento del cortisol endógeno, generando un equilibrio hormonal y disminuyendo el deterioro fisiológico que acompaña el sobreentrenamiento y / o estiramiento. En estudios recientes, el PS ha demostrado que mejora el estado de ánimo de las personas, y puede mitigar las enfermedades que cursan con hiperactividad o trastorno de la atención.

La PS está presente en todo tipo de células del organismo, y gran parte de su actividad está a nivel de las células nerviosas y también participa en el proceso inmunitario que facilita el reciclaje de las células viejas.

Incrementa el metabolismo de la glucosa en el cerebro y aumenta el número de lugares de neurotransmisores del cerebro. El número de lugares receptores podría explicar el hecho de que los efectos potenciadores de la memoria mediante la PS, se mantengan hasta tres meses después de tomarla.

Está químicamente relacionada con otros fosfolípidos, como son la fosfatidilcolina, fosfatidiletanolamina, y fosfatidilinositol. Estos fosfolípidos desempeñan un papel vital como componentes estructurales de las membranas celulares y como detergentes biológicos.

Numerosas confirmaciones químicas del estudio de la fosfatidilserina (PS) indican que a través de la acción de las membranas celulares, la PS interviene en numerosas funciones indispensables de las neuronas:

Proceso homeostático indispensable para la supervivencia.

Proceso de mantenimiento, que contribuye a la renovación y reparación de la red neuronal.

La PS puede mejorar:

La memoria

El aprendizaje

La concentración

Estado anímico

En individuos con demencias o disminución de las funciones cerebrales asociadas con el envejecimiento.

GINKGO BILOBA (ya descrita)

VINPOCETINA

La vinpocetina un fármaco nootrópico que está relacionado con los alcaloides de la Vinca Minor, la planta Vincapervinca. Químicamente es el etiléster del ácido apovincamínico. No obstante, posee menos alcaloides que la vincamina original, lo que le hace menos eficaz pero más inocua, lo que ha permitido que pueda ser empleada como complemento dietético.

La Vinpocetina es otro de los denominados "medicamentos inteligentes", con efectos similares a la Hydergina. Entre los beneficios clínicos observados se encuentran mejorías de mareos, migraña, fallas en la audición y visión, insomnio, inestabilidad de humor, vértigo, irritabilidad y nerviosismo. Mejora la circulación sanguínea en el cerebro y consecuentemente las funciones cognitivas y protege contra los accidentes cerebro-vasculares.

La vinpocetina posee un efecto similar a la papaverina cuando llega a los receptores del músculo liso de los vasos sanguíneos y se sabe que actúa en elementos musculares del sistema circulatorio, mejorando la circulación cerebral en virtud de la vasodilatación que ejerce a ese nivel. Una de sus acciones es mejorar el aprovechamiento del oxígeno y la glucosa a nivel cerebral y ayuda a evitar la deformación de los eritrocitos. También inhibe la agregación plaquetaria.

Estudios efectuados en humanos han demostrado que con la administración de la vinpocetina el gasto cardíaco y la presión arterial medias permanecen sin cambio, en tanto que la resistencia cerebrovascular disminuye de manera importante y la fracción cerebral del gasto cardíaco se eleva marcadamente.

La dosis del producto debe individualizarse, sobre todo si se utilizan antiagregantes o vasodilatadores, dado que puede ocurrir hipotensión de grado variable según el peso y la altura del paciente.

La Vincapervinca se introdujo en la práctica clínica hace unos veinte años en Hungría para el tratamiento de los trastornos cerebrovasculares y síntomas relacionados. Desde entonces, uno de sus ingredientes activos, la vinpocetina, al lado de su utilización terapéutica, se ha convertido en un compuesto de referencia en la investigación farmacológica de los déficits cognitivos causados por la hipoxia y la isquemia, así como en las investigaciones celulares y los bioquímicos relacionados con los nucleótidos cíclicos.

Los primeros experimentos con vinpocetina señalan cinco principales acciones farmacológicas y bioquímicas:

 (1) la mejora selectiva de la circulación cerebral y la utilización de oxígeno sin alteración significativa en los parámetros de la circulación sistémica,

(2) una mayor tolerancia del cerebro a la hipoxia y la isquemia,

(3) actividad anticonvulsivante,

(4) efecto inhibitorio sobre la enzima fosfodiesterasa (PDE). Actualmente se está haciendo uso de este tipo de nucleasas en terapia molecular con el fin de tratar enfermedades. Las nucleasas reconocen secuencias específicas cercanas a la mutación, de forma que corta la doble cadena de ADN. Una

vez que se ha digerido la secuencia que portaba la mutación, se introduce a la célula una copia silvestre del gen afectado, de forma que dicha célula puede emplearlo como molde para reconstruir la secuencia, pero sin ninguna mutación.

(5) mejora de las propiedades reológicas (comportamiento de los fluidos) de la sangre y la inhibición de la agregación de trombocitos.

Estudios realizados en varios laboratorios confirmaron los efectos anteriores y ha demostrado claramente que la vinpocetina ofrece una neuroprotección directa y significativa in vitro e in vivo.

Como efectos secundarios, en algunas personas puede presentarse una baja moderada de la presión sanguínea, taquicardia y extrasístoles. Pueden aparecer náuseas en algunas personas también. Un efecto molesto esperado es la prolongación del tiempo de excitabilidad ventricular.

MELATONINA

La Melatonina es una hormona producida por la glándula pineal, localizada en el cerebro y dependiente de la hipófisis. La secreción de melatonina ocurre durante la noche en reacción a la oscuridad, alcanzando un nivel máximo a media noche, y disminuye en la mañana. La síntesis y el poner en circulación de la melatonina son inhibidos por la luz. Regula el ritmo circadiano.

La producción de melatonina disminuye con la edad y aunque los niveles son abundantes en los niños, disminuyen con la pubertad y declinan regularmente, más de 90%, hasta los 70 años de edad.

La administración de melatonina a partir de los 40 años es un procedimiento de elección para frenar el deterioro que se produce con el envejecimiento y también algunas patologías degenerativas asociadas a la edad. Hoy en día sabemos que el déficit de melatonina que aparece con la edad es una de las causas de los signos clínicos del estrés oxidativo y nitrosativo. La melatonina depura los radicales libres de oxígeno y frena la producción de NO, por lo que tiene actividad antiinflamatoria y antioxidante.

Se ha comprobado que la melatonina que produce la glándula pineal, depura los radicales libres de oxígeno y frena la producción excesiva de óxido nítrico, una doble actividad antioxidante y antiinflamatoria que protege del envejecimiento. Pero cuando su producción decae -en un 25 por ciento a partir de los 40 años-, comienzan a aparecer los signos del estrés oxidativo y nitrosativo que se agudizarán cuanto mayor sea el déficit de esta hormona que regula el ciclo circadiano. Los restantes órganos del cuerpo también producen melatonina, aunque con una función bien distinta, esto es, como un mecanismo de defensa contra cualquier tipo de toxicidad.

Investigaciones

En estudios efectuados en ratones con senescencia acelerada, los resultados demostraron que en aquellos animales tratados con melatonina se observó una reducción relevante de patologías asociadas con la edad.

Mientras que los ratones placebo eran incapaces de aprender nada nuevo a los diez meses, los tratados con melatonina seguían como en etapas anteriores y ni siquiera tenían apariencia de ratones viejos.

Otra investigación demostró que la melatonina aumenta la longevidad en dos modelos de ratón, uno de ellos con senescencia acelerada, ya que los animales tratados lograron vivir tres meses más. Aunque en los humanos es más importante tener calidad de vida durante el envejecimiento que prolongarla, se ha comprobado que con melatonina se lograban ambos factores.

Aplicaciones

Contra el insomnio: El suplemento de melatonina es el mejor y más seguro de los inductores de sueño disponibles, haciendo efecto en una hora en 90% de las personas. El sueño facilitado por la melatonina es fisiológico, y de una mejor calidad que el sueño inducido por somníferos. Aquellos que usan el suplemento de melatonina despiertan siempre descansados.

Jet lag: Se ha determinado que es una ayuda para librarse de los efectos causados por viajes en aviones y cambios de hora, así como también los efectos causados por el trabajo nocturno (grado /ritmo circadiano).

Antioxidante, antienvejecimiento: La Melatonina también influye positivamente el sistema reproductivo, cardiovascular y neurológico. Es un antioxidante que protege cada parte de la célula y cada célula del organismo, incluyendo las neuronas. La oxidación es también un factor principal del proceso de la vejez. De hecho, puede ser el producto más eficaz de salud preventiva.

Advertencias:

La dosis que actualmente se maneja de melatonina en el mercado es de 1,9 mg, insuficientes para lograr un buen efecto sobre la calidad del sueño. Esto se debe a que su salida en el mercado anuló casi totalmente a los inductores al sueño farmacéuticos, entre ellos Zolpidem (Ambien), Zaleplon (Sonata), Eszopiclona (Lunesta) y Ramelteon (Rozerem). Las ventas de estos fármacos se vinieron abajo en el mercado mundial, ante la llegada de un producto más inofensivo y eficaz como la melatonina. Mientras que los medicamentos producían un sueño provocado, la melatonina inducía un sueño fisiológico, más reparador y sin apenas efectos secundarios. Las industrias farmacéuticas reaccionaron y prohibieron la venta de melatonina en cantidad no superior a los 1,9 mg, insuficientes para hacer efecto. Ante la ineficacia de la melatonina a estas bajas dosis, los pacientes volvieron de nuevo a la medicación.

Aunque se podrían recomendar tomar tres cápsulas de melatonina juntas para favorecer el sueño fisiológico, lo que les recomiendo es emplear el aminoácido L-triptófano, precisamente el elemento clave para que la glándula pineal produzca la melatonina adecuada. De este modo, la glándula no se atrofia y seguirá produciendo la dosis que cada organismo necesita.

CAPÍTULO 12

MEDICAMENTOS Y PROCEDIMIENTOS MÉDICOS ANTIENVEJECIMIENTO

CÉLULAS GERMINALES

Las células humanas sanas más capaces de hacer individuos inmortales son las células germinales. La línea germinal, producida por el óvulo y el espermatozoide, es la única parte de nosotros que naturalmente nos sobrevive en nuestra descendencia. Podemos rastrear su ADN nuevo a través de miles de millones de divisiones binarias, que se remonta a los albores de la vida misma. Así que la clonación de células germinales, se ve como un camino posible hacia la inmortalidad humana.

Las células germinales de un animal maduro se pueden restablecer al estado embrionario y las células embrionarias pueden convertirse en órganos de reemplazo en un laboratorio o ser inyectadas en un óvulo, donde se desarrollan como un embrión viable para el nacimiento. También se pueden congelar estas células para mantenernos sanos y juveniles, cuando se necesiten reparaciones a un genoma dañado.

Los problemas de esta técnica todavía suponen una incógnita, además de los condicionantes morales y éticos que toda tecnología nueva conlleva. Recuerden las antiguas glándulas de mono y mediten sobre ello.

METFORMINA

Este fármaco, bien conocido por las personas con diabetes tipo 2, podría ser un candidato químico para vivir más y mejor. Además de controlar la glucosa, podría proporcionar efectos anticancerígenos, mejorar la salud cardiovascular y desempeñar un papel clave en el envejecimiento saludable. Su desarrollo está muy avanzado y hay bastante experiencia clínica. La FDA (Agencia del Medicamento estadounidense) ha aprobado un ensayo clínico con 3.000 personas en el que se quiere averiguar si este compuesto mejora la salud más allá de la diabetes y eventualmente puede extender la vida. Algunos centros médicos especializados en medicina antiaging, ya están recomendando el antidiabético antes de esperar los resultados concluyentes.

RAPAMICINA

Otra de las grandes esperanzas de los investigadores en envejecimiento es un antibiótico que también funciona como inmunosupresor (evita el rechazo de los órganos trasplantados) y se utiliza en tratamientos oncológicos. porque impide la participación de una proteína activa en la multiplicación de células.

Pero lo que ahora interesa de este medicamento es que también posee efectos antisenescentes. Es decir, es capaz de eliminar las células senescentes que van acumulándose con el paso del tiempo en los tejidos, en parte programada según algunas teorías. En modelos animales se ha visto que al eliminar estas células aumenta la expectativa de vida y mejora el estado de salud general.

DASATINIB

El dasatinib se utiliza para tratar cierto tipo de leucemia mieloide crónica (CML; un tipo de cáncer de los glóbulos blancos) como un primer tratamiento y en las personas que ya no pueden beneficiarse de otros medicamentos para leucemia incluyendo imatinib (Gleevec) o que no pueden tomar estos medicamentos debido a los efectos secundarios. El Dasatinib pertenece a una clase de medicamentos conocidos como inhibidores de la quinasa que funcionan al bloquear la acción de una proteína anormal que envía señales a las células del cáncer para que se multipliquen. Esto ayuda a detener la propagación de las células del cáncer.

Por tanto, se vuelve a demostrar que eliminar con eficacia las células "dañadas" que hayan respondido mediante la inducción de senescencia, puede resultar una estrategia eficaz para paliar los rigores del paso del tiempo.

La causa precisa sobre el porqué se acumulan estas células es algo desconocido, aunque cada vez existen más pruebas de que en organismos jóvenes existen señales emitidas por las células senescentes que atraen a las células del sistema inmune para que actúen como barrenderos de los tejidos y eliminen estas células.

Quizá con la edad se producen y acumulan más, o quizá el sistema inmune no es tan eficaz cuando envejecemos. Lo que falta por precisar y estudiar, es cómo influyen las emociones y la mente en estos procesos degenerativos, aunque estos factores son imposibles de analizar y estudiar en un laboratorio de análisis.

Se suele emplear en unión a la quercetina (un flavonoide presente en muchas frutas y verduras) con el fin de inducir selectivamente la muerte de las células senescentes.

EVEROLIMUS (RAD001)

Este análogo a la rapamicina ha demostrado que es capaz de rejuvenecer el sistema inmunitario de las personas de edad avanzada. Hoy se utiliza en el tratamiento de diferentes tipos de cáncer.

ESTRADIOL

Esta hormona es responsable de las características sexuales femeninas. Su producción aumenta en la pubertad y se mantiene constante durante la edad fértil, hasta disminuir sensiblemente en la menopausia.

Se investiga si un aporte extra podría actuar como neuroprotector, protegiendo al cerebro de enfermedades neurológicas como el alzhéimer y el párkinson. El problema es el aumento del cáncer hormonodependiente, por lo que no se considera su uso como rejuvenecedor.

INHIBIDORES JAK

Estos fármacos tienen ahora una aplicación terapéutica en el tratamiento de cáncer y enfermedades inflamatorias. Se piensa que podría mejorar la debilidad muscular que llega con el paso del tiempo.

Los inhibidores de JAK también ayudan a recuperar el crecimiento capilar, según la Academia Española de Dermatología y Venereología (AEDV).

LAS SIRTUINAS DEL RESVERATROL

Los productores del vino tinto no cejan en su empeño para demostrar las cualidades saludables del vino. Una vez que la pasión por el resveratrol se vino abajo y con ello el plan para lograr que el vino desbancara a la cerveza, algunos biólogos comenzaron a hablarnos de las sirtuinas, proteínas producidas por genes SIRT o SIR.

Estas proteínas, que se generan y activan a partir del resveratrol, tuvieron un gran interés científico porque podían retrasar el proceso de envejecimiento en muchas especies animales. Según un equipo del MIT dirigido por el profesor Li- Huei Tsai, reveló que las sirtuinas también puede mejorar la memoria y capacidad intelectual –un hallazgo que podría conducir a nuevos fármacos para la enfermedad de Alzheimer y otros trastornos neurológicos .

Las sirtuinas y sus "efectos sobre la función del cerebro, incluyendo el aprendizaje y la memoria, representan un nuevo papel sorprendente", -dice Tsai, profesor de Neurociencia e investigador del Instituto Médico Howard Hughes-. "Cuando uno revisa la literatura, las sirtuinas siempre están asociadas con la longevidad, las vías metabólicas, la restricción calórica, la estabilidad del genoma, y así sucesivamente", -dice.

"La plasticidad sináptica –la capacidad de las neuronas para fortalecer o debilitar sus conexiones en respuesta a nueva información– es fundamental para el aprendizaje y la memoria y el potencial de drogas que mejoran la plasticidad impulsando la actividad sirtuin, podría ayudar a pacientes con trastornos neurológicos como el Alzheimer, el Parkinson y las enfermedades de Huntington" -dice Tsai.

No obstante, creemos que los artículos sobre las sirtuinas y su potencial de longevidad, por su vinculación con resveratrol, el compuesto encontrado en el vino tinto que se dice que tiene efectos beneficiosos contra el cáncer, enfermedades del corazón y la inflamación, nos parecen simplemente financiados por los vendedores de resveratrol y vino tinto.

En 2007, Tsai y sus colegas insistieron en que las sirtuinas protegen a las neuronas contra la neurodegeneración causada por trastornos como el Alzheimer. También afirmaron que mejoran el aprendizaje y la memoria.

Tsai y sus colegas ahora están estudiando el mecanismo de SIRT1 y cómo actúa, en mayor detalle, y también están investigando si los genes sirtuin SIRT1 tiene otra influencia que no sea la memoria y el aprendizaje.

Estamos seguros que los productores del resveratrol y demás derivados, habrán obtenido enormes beneficios de la venta de esta píldora de la inmortalidad y que sus detractores habrán sido anulados, pero con el tiempo la aparente solidez de estas investigaciones se ha venido abajo.

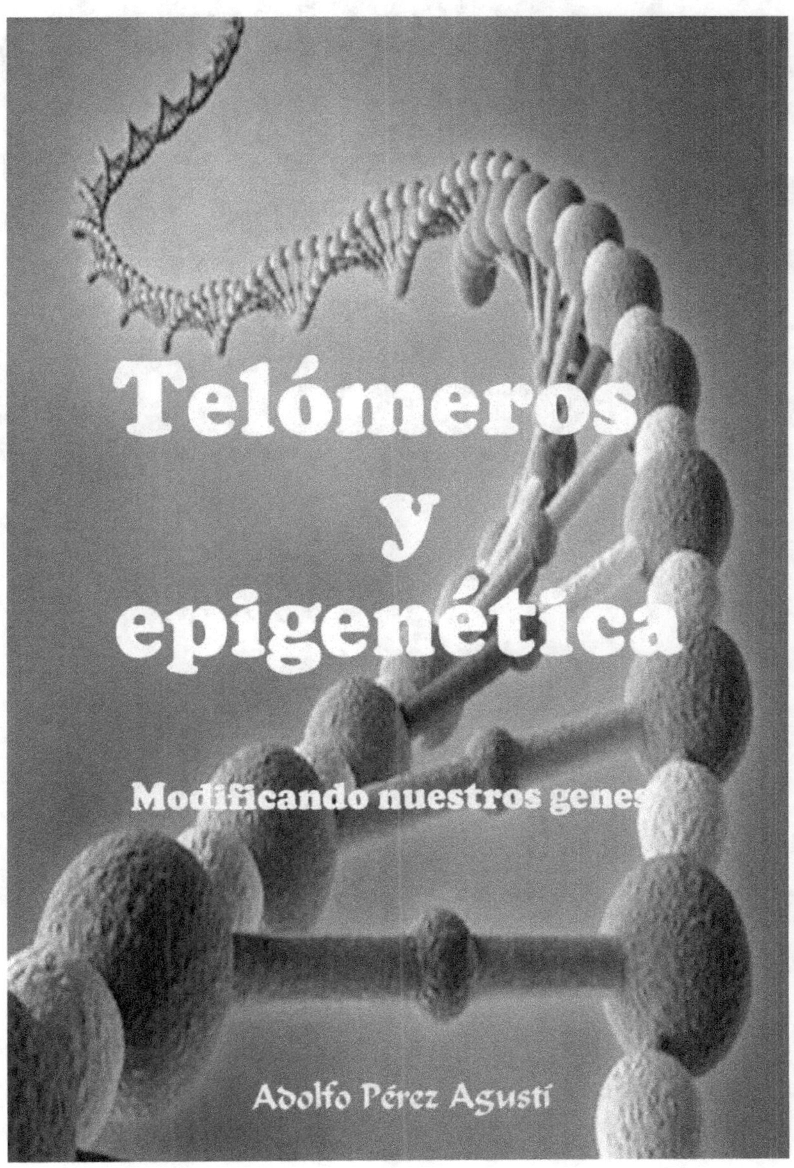
Telómeros
y
epigenética
Modificando nuestros genes
Adolfo Pérez Agustí

INTOXICACIÓN POR METALES

METALES PESADOS
METALOIDES
NO-METALES
Y OTROS

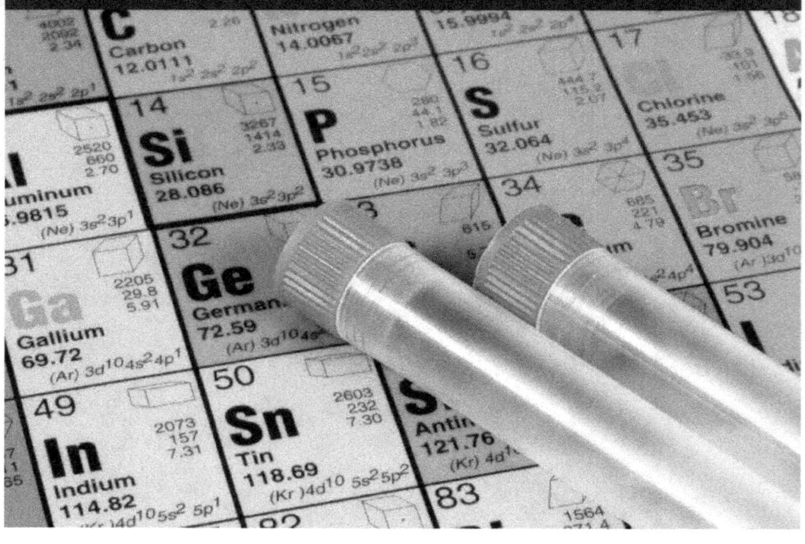

CONTAMINACIÓN ELECTROMAGNÉTICA

TRATAMIENTO DE LA HIPERSENSIBILIDAD ELECTROMAGNÉTICA

ADOLFO PÉREZ AGUSTÍ

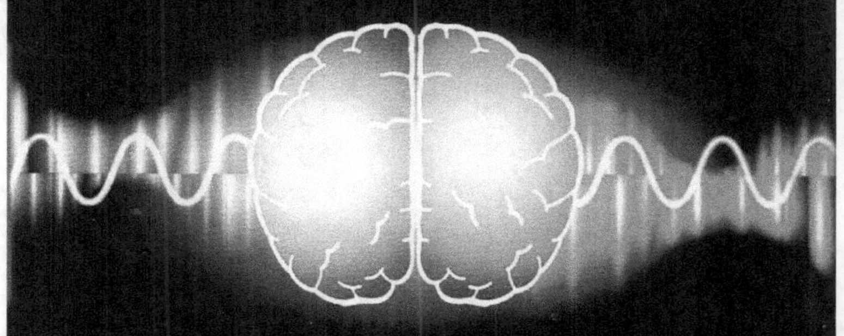

aminoácidos

El secreto de la vida

Adolfo Pérez Agustí

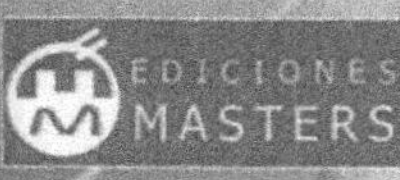

Adolfo Pérez Agustí

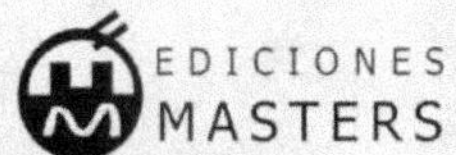

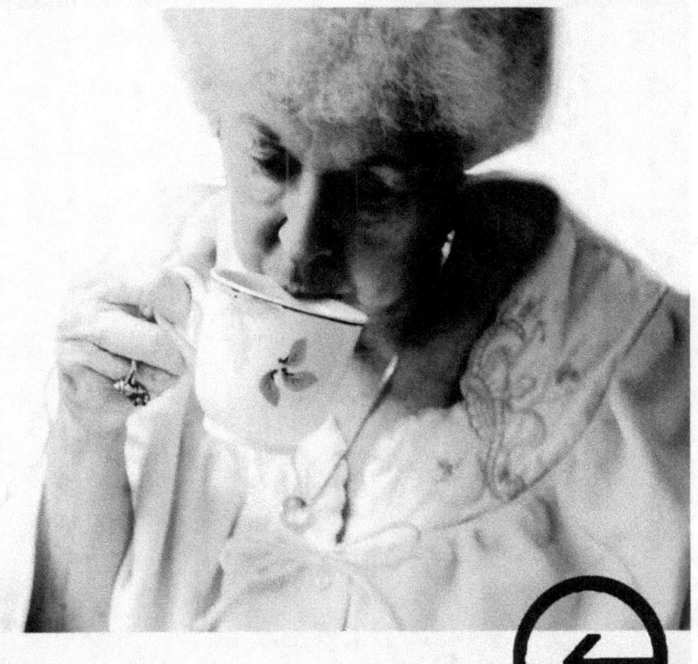

Cómo ser experto en...

Cuidar ancianos